胃X線検診
撮影技術・読影補助
超練習問題400選

編集

医療法人尚豊会みたき健診クリニック、鈴鹿医療科学大学大学院医療科学研究科

西川 孝

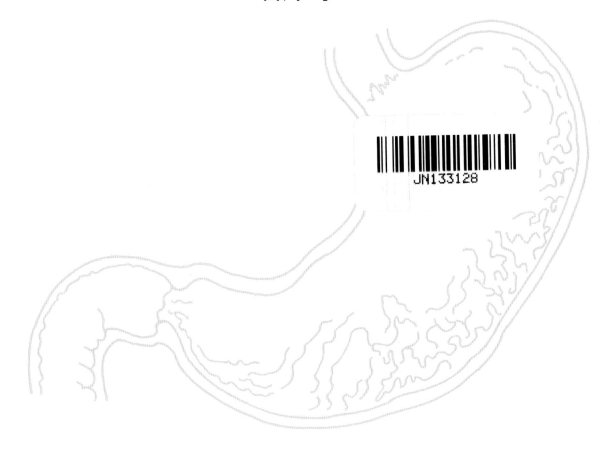

ぱーそん書房

● 執筆者一覧 ●

● 編集

西川　孝（医療法人尚豊会みたき健診クリニック、鈴鹿医療科学大学大学院医療科学研究科）

● 執筆者

秋山　俊夫（元四日市港湾福利厚生協会築港病院 院長）

渥美伸一郎（四日市社会保険病院）

伊藤　誠（JCHO 四日市羽津医療センター）

伊藤　衛（医療法人尚豊会四日市健診クリニック放射線科）

海老根精二（元日本消化器画像診断情報研究会 顧問）

大石　陽生（TTC 医療グループ津健康クリニック放射線室）

川地　俊明（大垣市民病院医療技術部診療検査科）

木枝　秀人（四日市社会保険病院検査部）

佐藤　慎祐（医療法人社団綾和会浜松南病院放射線科）

坂上　隆行（医療法人尚豊会四日市健診クリニック放射線科）

杉田　和久（四日市社会保険病院放射線部）

丹羽　健二（鈴鹿回生病院放射線課）

西川　孝（医療法人尚豊会みたき健診クリニック、鈴鹿医療科学大学大学院医療科学研究科）

福田　剛史（鈴鹿回生病院放射線課）

松谷　圭太（鈴鹿回生病院放射線課）

町田　良典（鈴鹿回生病院放射線課）

村木　真（TTC 医療グループ津健康クリニック放射線室）

村田　浩毅（医療法人尚豊会みたき総合病院放射線室）

●出題者

石浦　幸成（富山県健康増進センター）
石黒　徹也（株式会社ブラザー記念病院）
伊藤　誠（JCHO 四日市羽津医療センター）
稲垣　秀司（岐阜県厚生連東濃病院）
大島　暑四（医療法人山下病院）
大西　修（前鈴鹿中央総合病院）
加藤　満（株式会社デンソー）
加納　健次（愛知県健康づくり事業団）
川地　俊明（大垣市民病院）
小嶋　裕典（株式会社デンソー）
佐藤　慎祐（浜松南病院）
澤田　洋（黒部市民病院）
澤本　孝広（独立行政法人金沢病院）
中井　良則（高山赤十字病院）
中谷　恒夫（前富山県厚生連滑川病院）
西川　孝（医療法人尚豊会四日市健診クリニック）
原田　淳也（独立行政法人高岡ふしき病院）
平野　昌弘（聖隷予防検診センター）
不破　武司（岐阜県厚生連東濃病院）
蒋田　鎮靖（藤枝市立総合病院）
松永　哲也（石川県予防医学協会）
松原　篤（富山県医師会健康管理センター）
町田　良典（鈴鹿回生病院）
宮川　裕康（福井県健康管理協会）
村田　浩毅（医療法人尚豊会みたき総合病院）
吉川　典子（岐阜綜合健診センター）

＜出題に関する問い合わせ＞
　出題および解答に関するお問い合わせはお受けできません。万が一、出題に関するご質問がございましたら上記の出題者が主催致しております下記の研究会にご参加賜わりご質問ください。
　出版社にお問い合わせを頂いても、ご返答は致しかねますのでご了承ください。

＜研究会＞

愛知消化器画像研究会	岐阜消化器画像研究会
南勢消化管撮影技術研究会（三重県）	北勢消化器画像研究会（三重県）
静岡やらま胃会	富山消化管撮影研究会
石川県消化管画像研究会	福井県消化管撮影研究会

●序文●

　平成25年6月にぱーそん書房より『胃X線造影検査 専門技師になるための必携テキスト』初版を発刊し、次いで平成26年10月には『必携テキスト』の理解度を各自が確認できるようにするため問題集の『胃X線検診 撮影技術・読影補助 超練習問題300選』を刊行した。『300選』の発刊には一般社団法人日本消化器がん検診学会東海北陸支部の学術委員が問題作成を担当し、同支部が毎年行っている「初級者セミナー」の理解を深めるために確認用として作成した問題をまとめたものである。したがって編纂、編集にあたって雑然と並べられた問題集となり、読者にとっては大変不便な構成であったと反省される。

　そこで、今回『300選』の改訂作業を行うこととし、各問題を項目別(教科別)に並べ替え整理し、さらに100問追加して400選とすることで、新たな構成の新たな企画で発刊することとした。

　今、一般社団法人日本消化器がん検診学会では、従来の「胃がん検診専門技師認定制度」に加えた新たな「読影補助のための認定制度」が検討されている。これらの取得目標の過程で、本書と『専門技師になるための必携テキスト』が共に研鑽のツールとして用いられることを期待したい。

平成30年8月吉日

西川　孝

● 目 次 ●

1	腹部臓器の解剖生理	1
2	基礎病理と生理解剖	13
3	胃のX線解剖とすとまっぷ	20
4	撮影法の基本	25
5	装置管理・画像管理ほか	50
6	造影剤・発泡剤ほか	62
7	被ばく管理	69
8	接遇・受診者管理	72
9	統計・用語	75
10	読影補助の基礎	80
11	付加知識	102
■	解答	107

1 腹部臓器の解剖生理

問1 次の図の記号に適した名称の組み合わせを選びなさい。

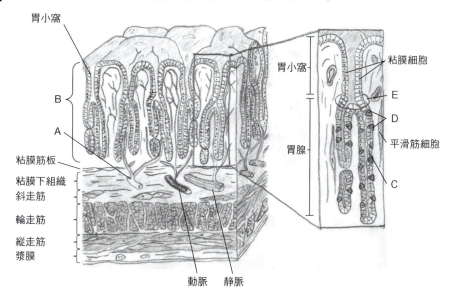

a：A．リンパ管　B．粘膜固有層　C．主細胞　　　D．壁細胞　　　　E．腺頸部
b：A．神経叢　　B．粘膜筋板　　C．上皮細胞　　D．扁平上皮細胞　E．粘液細胞
c：A．リンパ管　B．粘膜下層　　C．壁細胞　　　D．主細胞　　　　E．粘液細胞
d：A．神経叢　　B．筋層　　　　C．粘液細胞　　D．扁平上皮細胞　E．腺頸部
e：A．リンパ管　B．粘膜筋板　　C．主細胞　　　D．壁細胞　　　　E．平滑筋細胞

解答（　　　　　　　）

問2 下の図は胃壁断面組織像である。Aの名称を記載しなさい。

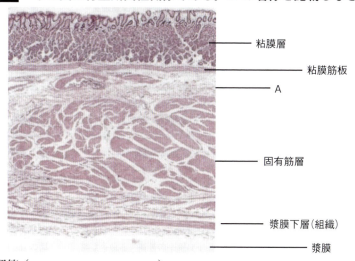

（細川　治，柳本邦雄：胃の解剖用語．胃と腸 47(5) 増刊号「図説胃と腸用語集 2012」：622, fig. 2, 2012 による）

解答（　　　　　　　　）

問3 胃壁の解剖・構造について間違っている番号を選びなさい。

a：胃粘膜の表面は粘液細胞である、表層粘液細胞（腺窩上皮）に覆われている。
b：胃腺は、噴門腺・胃底腺・幽門腺に分けられる。
c：胃底腺は、ペプシノゲンを分泌する主細胞、粘液を分泌する副細胞、塩酸を分泌する壁細胞の3種類がある。
d：幽門腺にはG細胞（基底顆粒細胞）が存在し、ガストリンを分泌する。
e：ペプシノゲンはガストリンに接触することにより、ペプシンに変化する。

解答（　　　　　　　）

問4 次の図の記号に適した名称の組み合わせを選びなさい。

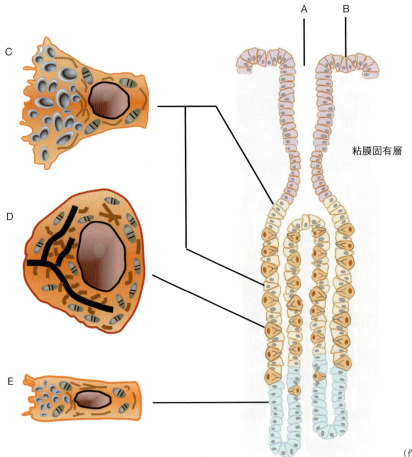

（作図：大島署四）

a：A．胃小窩　　B．粘膜上皮　　C．主細胞　　D．副細胞　　E．壁細胞
b：A．粘膜上皮　B．胃小窩　　　C．主細胞　　D．壁細胞　　E．副細胞
c：A．胃小窩　　B．粘膜上皮　　C．副細胞　　D．壁細胞　　E．主細胞
d：A．粘膜上皮　B．胃小窩　　　C．副細胞　　D．主細胞　　E．壁細胞
e：A．胃小窩　　B．粘膜上皮　　C．壁細胞　　D．主細胞　　E．副細胞

解答（　　　　　　　）

1. 腹部臓器の解剖生理

問5 正しいものを選びなさい。
1．下垂胃（胃下垂）とは、立位で胃角がヤコビー線より低位にあることが基準である。
2．胃の位置は、横隔膜下の腹腔内で正中線よりやや左よりに位置している。
3．胃粘膜表面で、X線検査（二重造影）によって描出できる最小単位を胃小区という。
4．胃液の分泌は迷走神経により亢進し、交感神経により抑制される。
5．胃の主な栄養血管は、腹腔動脈から分枝した左胃動脈、右胃動脈、左胃体網動脈、右胃体網動脈である。

〈組み合わせ〉 a：1, 2　　b：2, 3, 5　　c：2, 4, 5　　d：1, 3, 5
　　　　　　　e：1〜5すべて
解答（　　　　　　　　　　）

問6 胃の解剖学的部位に一致した領域に存在する胃粘膜を3種類挙げなさい。またその中で胃酸を最も多く産生する部位を挙げなさい。

解答（　　　　　　　　）（　　　　　　　　）（　　　　　　　　）
　　（　　　　　　　　）

問7 腺境界（F線）の経時的移動方向を図内に矢印で記入しなさい。

解答（図内に矢印を記す）

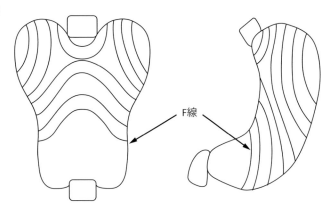

問8 以下の文章を読み設問に答えなさい。

　胃の粘膜に萎縮が起こると萎縮性胃炎の状態になり、続いて腸粘膜に置き換わる「腸上皮化生」が発生し、胃がんへと進展していく流れが明らかとなっている。
設問：文章の解釈で正しいと思われるものを選びなさい。
1．萎縮が高度な場合、腸上皮化生が進んでいるものと解釈できる。
2．発見された胃がんの多くは、腸上皮化生となった胃粘膜から発生したものと解釈できる。
3．慢性の萎縮性胃炎は「腸上皮化生」が多く発生したものと解釈できる。
4．「腸上皮化生」となった胃粘膜からは腸型の胃がんが発生するものと解釈できる。

〈組み合わせ〉 a：1, 2, 4　　b：1, 2　　c：2, 3　　d：4のみ　　e：1〜4すべて
解答（　　　　　　　　　　）

問 9 胃固有腺粘膜は、大きく 3 種類に分けられるが、それをすべて記載しなさい。
解答（　　　　　　　　）（　　　　　　　　　　）（　　　　　　　　　　　）

問 10 胃の緊張状態の違いによる胃形について正しいものを選びなさい。
1．正緊張胃は鉤型を示し、胃の幅は胃体部と胃底部が等しく、幽門部がやや狭い。
2．過緊張胃は噴門部付近が最も幅が広く、幽門に向かうに従って狭くなり牛角型を呈する。
3．無緊張胃は胃体上部に比べて胃体下部と前庭部の幅が著しく広くなる。
4．低緊張胃は胃上部が最も幅が広く、胃下部から幽門部にかけてやや狭くなる。
〈組み合わせ〉a：すべて　　b：1, 2, 3　　c：1, 2, 4　　d：1, 3, 4　　e：2, 3, 4
解答（　　　　　　　　　）

問 11 胃下垂の原因について正しいものを選びなさい。
1．緊張やストレス状態にさらされ副交感神経が正常に働かなくなる。
2．胃を支える筋力や脂肪が少なくなり交換神経が働きにくくなる。
3．やせ型の人などは肋骨の中に入っているはずの内臓が下に落ちてしまい、もとの位置に戻らなくなる。
4．副交感神経が正常に働かなくなると胃に入った食物を消化する機能が弱まり、長時間胃の中にとどまる。
〈組み合わせ〉a：すべて　　b：1, 2, 3　　c：1, 2, 4　　d：1, 3, 4　　e：2, 3, 4
解答（　　　　　　　　　）

問 12 鉤状胃の特徴について正しいものを選びなさい。
1．胃液の分泌が多いため、十二指腸潰瘍ができやすい。
2．牛角胃と比べて縦に長い形をしている。
3．鉤状胃の運動は活発ではない。
4．やせ型の人に多い。
〈組み合わせ〉a：すべて　　b：1, 2, 3　　c：1, 2, 4　　d：1, 3, 4　　e：2, 3, 4
解答（　　　　　　　　　）

問 13 胃腺について正しいものを選びなさい。
1．胃底腺には主細胞・副細胞・壁細胞・粘液細胞が存在する。
2．壁細胞は、塩酸を分泌する。
3．主細胞は、ペプシノゲンを分泌する。
4．幽門腺にはガストリン産生細胞が存在する。
〈組み合わせ〉a：すべて　　b：1, 2, 3　　c：1, 2, 4　　d：1, 3, 4　　e：2, 3, 4
解答（　　　　　　　　　）

問 14　正しいものを選びなさい。
1．F境界線とは腸上皮化生のない胃底腺粘膜領域を限界づける線。
2．f境界線とは腸上皮化生を伴う胃底腺粘膜領域を限界づける線。
3．腸上皮化生は連続拡大ではなく、巣が融合することによって広範囲になる。
4．胃固有粘膜→腸上皮化生粘膜の変化は不可逆的である。
5．腸上皮化生は、はじめ小彎側幽門腺および噴門腺粘膜に発生する。
〈組み合わせ〉　a：1, 3, 4, 5　　b：2, 3, 4, 5　　c：2, 3, 4　　d：1, 2, 3, 4
　　　　　　　e：すべて
解答（　　　　　　　　）

問 15　F（f）線について書かれた以下の文章を読み、空欄に当てはまる正しい組み合わせを選びなさい。
　F線は腸上皮化生の有無による固有腺粘膜の（　1　）の違いを考慮して定義され、領域（　2　）。
　一方、（　3　）は、（　4　）の異なる固有線粘膜の境界であり、領域（　5　）。

a：1．質　　　　　　2．はない　　　3．腺境界　　4．形態や機能　　5．がある
b：1．質　　　　　　2．はない　　　3．F線　　　4．形態や機能　　5．がある
c：1．質　　　　　　2．がある　　　3．腺境界　　4．形態や機能　　5．はない
d：1．形態や機能　　2．がある　　　3．F線　　　4．質　　　　　　5．はない
e：1．形態や機能　　2．がある　　　3．腺境界　　4．質　　　　　　5．はない
解答（　　　　　　　　）

問 16　次の組み合わせのうち正しいものはどれか。組み合わせを番号で選びなさい。
1．噴門 …………………胃と十二指腸の移行部
2．バウヒン弁 …………小腸と大腸の移行部
3．トライツ靭帯 ………十二指腸と空腸の移行部
4．ファーター乳頭 ……十二指腸下行脚
5．ヒューストン弁 ……心臓
〈組み合わせ〉　a：1, 2, 5　　b：2, 3, 4　　c：2, 4　　d：5のみ　　e：1〜5すべて
解答（　　　　　　　　）

問 17　以下の部位で、繊毛を有する粘膜があるのはどれか。正しい組み合わせを番号で選びなさい。
1．大腸
2．回腸
3．空腸
4．胃

5．食道
〈組み合わせ〉a：1, 2　　b：1, 5　　c：2, 3　　d：3, 4　　e：4, 5
解答（　　　　　　　　　）

問18　次の組み合わせで正しいものはどれか。
a：胃十二指腸移行部……バウヒン弁
b：十二指腸……………マイボーム腺
c：食道…………………パイエル板
d：S状結腸……………ブルンネル腺
e：小腸…………………リーベルキューン腺
解答（　　　　　　　　　）

問19　直接胃に付着する構造はどれか。正しい組み合わせを番号で選びなさい。
1．後腹膜
2．横隔膜
3．肝臓
4．大網
5．小網
〈組み合わせ〉a：1, 2　　b：1, 5　　c：2, 3　　d：3, 5　　e：4, 5
解答（　　　　　　　　　）

問20　次のうち正しいものはどれか。
a：トライツ靱帯は空腸と回腸の移行部にある。
b：ブルンネル腺は大腸に存在する。
c：パイエル板は食道のリンパ組織である。
d：ケルクリングひだは小腸に存在する。
e：ハウストラは右側結腸より左側結腸の方が深い。
解答（　　　　　　　　　）

問21　食道の解剖について誤っているものはどれか。組み合わせを番号で選びなさい。
1．長さは約40 cmである。
2．咽頭と胃を連ねる消化器である。
3．食道は頸部・胸部・腹部に分けられる。
4．左心房が拡張すると、食道の前壁は圧迫されて通過障害が生ずることがある。
5．食道には生理的狭窄が4つある。
〈組み合わせ〉a：1, 2　　b：1, 5　　c：2, 3　　d：3, 4　　e：4, 5
解答（　　　　　　　　　）

問22 食道の解剖について誤っているものはどれか。組み合わせを番号で選びなさい。
1．食道は扁平な管状器管である。
2．横隔膜の食道裂孔は第10胸椎の高さにあたる。
3．食道は粘膜・筋層・漿膜の3層からなる。
4．食道下部の静脈は奇静脈・半奇静脈に注ぐ。
5．食塊を胃に送る蠕動は、迷走神経（副交感神経）が関与している。
〈組み合わせ〉a：1, 2　　b：2, 3　　c：2, 4　　d：3, 4　　e：4, 5
解答（　　　　　　　　　）

問23 食道における疾患について誤っているものはどれか。組み合わせを番号で選びなさい。
1．通過障害による食道の異物は、第一狭窄部に多い。
2．生理的狭窄部にはあまり食道がんは発生しない。
3．食道がんは、食道の中部・下部に多い。
4．食道憩室は食道下部に多い。
5．食道静脈瘤は肝硬変や門脈圧亢進症などによって引き起こされる。
〈組み合わせ〉a：1, 2　　b：1, 5　　c：2, 3　　d：2, 4　　e：4, 5
解答（　　　　　　　　　）

問24 食道について誤っているものはどれか。組み合わせを番号で選びなさい。
1．粘膜上皮は重層扁平上皮である。
2．栄養血管は上腸間膜動脈である。
3．粘膜下層にブルンネル腺が豊富にある。
4．固有筋層の口側1/4は横紋筋である。
5．漿膜を欠く。
〈組み合わせ〉a：1, 2　　b：1, 5　　c：2, 3　　d：3, 5　　e：4, 5
解答（　　　　　　　　　）

問25 胃について誤っているものはどれか。組み合わせを番号で選びなさい。
1．噴門で十二指腸につながる。
2．幽門で空腸につながる。
3．塩酸を分泌する。
4．ガストリン分泌細胞を有する。
〈組み合わせ〉a：1, 3, 4　　b：1, 2　　c：2, 3　　d：4のみ　　e：1〜4すべて
解答（　　　　　　　　　）

問26 胃壁の構造について正しいものはどれか。組み合わせを番号で選びなさい。
1．主細胞はペプシノゲンを分泌する。

2．副細胞は塩酸を分泌する。
3．壁細胞は胃底腺領域に存在する。
4．G細胞はガストリンを分泌する。
〈組み合わせ〉 a：1, 3, 4　b：1, 2　c：2, 3　d：4のみ　e：1～4すべて
解答（　　　　　　　　）

問27　胃の構造について誤っているものはどれか。組み合わせを番号で選びなさい。
1．胃は粘膜、筋層、線維層（漿膜）からなる。
2．胃の粘膜は重層扁平上皮である。
3．粘膜には多くの縦走するひだがみられる。
4．胃の最も外側の筋層は縦走筋である。
5．筋層は内・中・外3層の平滑筋層でできる。
〈組み合わせ〉 a：1, 2　b：1, 5　c：2, 3　d：2, 4　e：4, 5
解答（　　　　　　　　）

問28　胃の解剖について誤っているものはどれか。組み合わせを番号で選びなさい。
1．胃の外表面は腹膜で被われている。
2．胃には小網と大網が付着している。
3．胃には肝胃間膜と胃結腸間膜が付着している。
4．胃は横行結腸間膜と直接連結している。
5．胃上部の左背側にある臓器は膵臓である。
〈組み合わせ〉 a：1, 2　b：1, 5　c：2, 3　d：3, 4　e：4, 5
解答（　　　　　　　　）

問29　胃の解剖について正しいものはどれか。組み合わせを番号で答えなさい。
1．穹窿部の上部は左第5肋骨の高さに位置する。
2．幽門は第1腰椎の右側に位置する。
3．噴門は正中線左よりの第9～10胸椎の高さに位置する。
4．胃の噴門および幽門は固定されている。
5．穹窿部の上部は左横隔膜下面に接している。
〈組み合わせ〉 a：1, 2　b：1, 3, 4　c：3, 4, 5　d：5のみ　e：1～5すべて
解答（　　　　　　　　）

問30　胃の解剖について誤っているものはどれか。
a：小彎側の前面は肝臓に接している。
b：大彎側は胃脾靭帯などにより固定されている。
c：胃体部の後面は膵臓に接している。

d：小彎側は胃結腸靱帯で固定されている。
e：胃は筋肉性の囊状臓器である。
解答（　　　　　　　　　）

問31 胃の解剖について誤っているものはどれか。
a：噴門から幽門に至る小網の付着部分を小彎という。
b：胃から十二指腸に移行する部分を幽門という。
c：噴門部とは噴門から胃内に20 cmまでの範囲をいう。
d：大彎には大網が付着している。
e：胃体部は三等分に分けられる。
解答（　　　　　　　　　）

問32 胃の解剖について誤っているものはどれか。組み合わせを番号で選びなさい。
1．粘膜は上皮、粘膜固有層で構成されている。
2．粘膜下層は疎性結合組織からなる。
3．粘膜下層には脈管系やリンパ網は少ない。
4．固有筋層は3層からなり、内側は縦走筋である。
5．漿膜下層とは、固有筋層と漿膜の間の組織層である。
〈組み合わせ〉a：1, 2　　b：1, 3, 4　　c：3, 4, 5　　d：5のみ　　e：1〜5すべて
解答（　　　　　　　　　）

問33 胃の解剖について誤っているものはどれか。組み合わせを番号で選びなさい。
a：固有筋層の中で輪状筋が最も発達している。
b：固有筋層は平滑筋である。
c：漿膜下層にはアウエルバッハ神経叢が存在する。
d：漿膜は腹膜の一部である。
e：漿膜の一部が靱帯となり胃を固定する。
解答（　　　　　　　　　）

問34 胃の供給動脈について正しいものはどれか。組み合わせを番号で選びなさい。
1．左胃大網動脈
2．左胃動脈
3．短胃動脈
4．右胃大網動脈
5．右胃動脈
〈組み合わせ〉a：1, 2　　b：1, 3, 4　　c：3, 4, 5　　d：5のみ　　e：1〜5すべて
解答（　　　　　　　　　）

問35 胃の解剖について誤っているものはどれか。組み合わせを番号で選びなさい。
1. 粘膜表面は円柱上皮の被蓋上皮細胞で覆われている。
2. 被蓋上皮細胞には粘液細胞が存在している。
3. 腺構造の違いから噴門腺、胃底腺、幽門腺に分けられる。
4. 噴門腺と幽門腺の腺構造は類似している。
5. 胃粘膜の表面には浅い溝によって区分され、胃小窩といわれる。
〈組み合わせ〉a：1, 2　b：1, 3, 4　c：3, 4, 5　d：5のみ　e：すべて
解答（　　　　　　　　　）

問36 胃の解剖について誤っているものはどれか。
a：壁細胞・・・・・・・・・塩酸
b：主細胞・・・・・・・・・ペプシノゲン
c：副細胞・・・・・・・・・酸性粘液
d：ECL細胞・・・・・・ヒスタミン
e：D細胞・・・・・・・・・ソマトスタチン
解答（　　　　　　　　　）

問37 胃の解剖について誤っているものはどれか。組み合わせを番号で選びなさい。
1. 胃角部は十二指腸下降脚より背側に位置する。
2. 胃体中部の後側には脾臓と大動脈が位置する。
3. 胃角部は前庭部よりやや背側に位置する。
4. 胃体上部の大彎には小腸が位置する。
5. 穹窿部は最も腹側に位置する。
〈組み合わせ〉a：1, 2　b：1, 3, 4　c：3, 4, 5　d：5のみ　e：1～5すべて
解答（　　　　　　　　　）

問38 胃へ直接血液を供給している血管について、誤っているものはどれか。
a：左胃動脈　　b：右胃動脈　　c：左胃小網動脈
d：右胃大網動脈　　e：短胃動脈
解答（　　　　　　　　　）

問39 消化性ホルモンの組み合わせについて誤っているものはどれか。
a：ガストリン・・・・・・・・G細胞
b：セクレチン・・・・・・・・大腸
c：コレシストキニン・・・・・・膵液
d：グレリン・・・・・・・・・脳下垂体
e：ソマトスタチン・・・・・・D細胞

解答（　　　　　　　）

問40　胃液分泌機序について誤っているものはどれか。
　a：脳相………迷走神経
　b：脳相………インスリン
　c：胃相………壁細胞
　d：胃相………G細胞
　e：腸相………セクレチン
解答（　　　　　　　）

問41　胃の機能について正しいものはどれか。組み合わせを番号で選びなさい。
　1．食べた食物を貯蔵する。
　2．アルコールを吸収する。
　3．食物をスープ状にする。
　4．食物を分解する。
〈組み合わせ〉　a：1, 3, 4　　b：1, 2　　c：2, 3　　d：4のみ　　e：1～4すべて
解答（　　　　　　　）

問42　胃の粘膜について正しいものはどれか。組み合わせを番号で選びなさい。
　1．胃固有粘膜と腸上皮化生粘膜に二分される。
　2．幽門腺粘膜と噴門腺粘膜は類似している。
　3．腺窩上皮や胃底腺粘膜などの寿命はほぼ同じである。
　4．胃底腺からは、塩酸とペプシンだけが分泌される。
〈組み合わせ〉　a：1, 3, 4　　b：1, 2　　c：2, 3　　d：4のみ　　e：1～4すべて
解答（　　　　　　　）

問43　胃底腺にあるのはどれか、正しい組み合わせを番号で選びなさい。
　1．粘液細胞
　2．杯細胞
　3．主細胞
　4．副細胞
　5．壁細胞
〈組み合わせ〉　a：1, 2, 3　　b：2, 3, 4　　c：3, 4, 5　　d：1, 2, 5　　e：1, 3, 5
解答（　　　　　　　）

問44　ペプシノゲンを分泌する細胞は次のうちどれか。
　a：主細胞　　　b：副細胞　　　c：壁細胞　　　d：表層粘液細胞　　　e：G細胞

解答（　　　　　　　　　）

問 45　下記文章の（　　）内に当てはまる数字を記入しなさい。

　胃の上部は肋骨弓下にあり、食道胃接合部は第（　A　）胸椎左辺、幽門輪は第（　B　）腰椎右辺の両部位前後で後腹膜に固定される。長軸方向の長さは小彎で約（　C　）cm、大彎で約（　D　）cm程度であり、最も管腔の広い個所の径は12 cmとされている。屍死胃を用いた計測では1L以上の容量が報告されるが、有管法検査で胃透視を行っていると、バリウム100 mLと空気300 mLの注入で大半の胃が緊満することから生体内にある状態では約（　E　）mL程度の容量と推測される。

解答（A：　　　　　　　　　）
　　（B：　　　　　　　　　）
　　（C：　　　　　　　　　）
　　（D：　　　　　　　　　）
　　（E：　　　　　　　　　）

2 基礎病理と生理解剖

問46 びらんとは、どこの部位までの欠損か。正しいものを選びなさい。
 a：粘膜層　　　b：粘膜下層　　　c：筋層　　　d：漿膜下層　　　e：漿膜
解答（　　　　　　　　）

問47 右図は、立位充盈像の辺縁をスケッチしたものである。それぞれの範囲は何を指しているか答えよ（なお、a：cの境界は胃の最も高位な位置をマークしたものである）。以下の文章で正しいものを選びなさい。

1．大彎はcの範囲で穹窿部の最上部から幽門までである。
2．小彎はbの範囲で噴門から幽門までである。
3．大彎はa＋cで噴門部から幽門までである。
4．小彎はa＋bで穹窿部の最上部まで引かれる。

〈組み合わせ〉 a：1, 2, 4　　b：1, 2　　c：2, 3
　　　　　　　d：3のみ　　　e：1〜4のすべて

解答（　　　　　　　　）

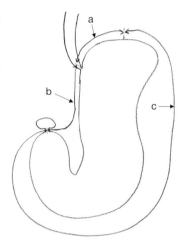

問48 次のうち、非上皮性ポリープはどれか。正しい組み合わせを番号で選びなさい。
1．過形成性ポリープ
2．平滑筋腫
3．炎症性類線維ポリープ
4．好酸性肉芽腫
5．腺腫性ポリープ

〈組み合わせ〉 a：1, 2, 3　　b：2, 3, 4　　c：3, 4, 5　　d：1, 2, 5　　e：1, 3, 5
解答（　　　　　　　　）

問49 次のうち、多発するポリープはどれか。正しい組み合わせを番号で選びなさい。
1．家族性大腸腺腫症
2．ポイツ・ジェガーズ症候群
3．クロンカイト・カナダ症候群
4．Menetrier病
5．炎症性ポリープ

〈組み合わせ〉 a：1, 2, 3　　b：2, 3, 4　　c：1, 2, 3, 5　　d：2, 3, 4, 5
　　　　　　　e：1〜5すべて

解答（　　　　　　　　）

問 50 次のうち、誤っているものはどれか。
a：乳頭腺がんは立方上皮からなり、乳頭状あるいは絨毛状構造を示す。
b：悪性リンパ腫の発生頻度は、消化管の中で最も胃が高い。
c：低分化腺がんは組織像の多様性から充実型と非充実型に分類する。
d：高分化管状腺がんは円柱上皮からなり、明瞭な管状腺管を形成する。
e：中分化腺がんは立方上皮からなる腺管で構成される。
解答（　　　　　　　　）

問 51 十二指腸の病変について誤っているものはどれか。組み合わせを番号で選びなさい。
1．球部にはブルンネル腺が多い。
2．球部には肉腫が多い。
3．水平部にはがんが多い。
4．下行部には潰瘍が多い。
5．下行部には憩室が多い。
〈組み合わせ〉a：1, 2, 3　　b：2, 3, 4　　c：1, 2, 3, 5　　d：2, 3, 4, 5
　　　　　　　e：1～5すべて
解答（　　　　　　　　）

問 52 食道静脈瘤の原因として最も多いのはどれか。
a：逆流性食道炎　　　　b：食道がん　　　　c：胃がん
d：肝硬変　　　　　　　e：アカラジア
解答（　　　　　　　　）

問 53 食道がんについて正しいものはどれか。組み合わせを番号で選びなさい。
1．放射線治療が用いられることがある。
2．高齢者に好発する。
3．男性より女性に多い。
4．手術後の予後は胃がんよりよい。
5．扁平上皮がんが多い。
〈組み合わせ〉a：1, 2, 5　　b：3, 4　　c：3のみ　　d：4, 5　　e：3, 4, 5
解答（　　　　　　　　）

問 54 胃のポリープについて、正しいものはどれか。
a：山田・福田の分類が用いられる。
b：内視鏡的に切除されない。
c：しばしば吐血の原因となる。
d：がん化するものが存在する。

e：粘膜下組織由来の隆起性病変である。
解答（　　　　　　　　）

問 55　次のうち誤っているものはどれか。組み合わせを番号で選びなさい。
1．マロリー・ワイス症候群は嘔吐の反射により生じ吐血することが多い。
2．マロリー・ワイス症候群の裂創は食道胃接合部付近の粘膜に起こる。
3．アニサキスは生の魚介類を食することにより、体内に侵入し胃壁に刺入する。
4．アニサキスが胃に刺入すると、胃粘膜から出血し吐血することがある。
〈組み合わせ〉a：1, 3, 4　　b：1, 2　　c：2, 3　　d：4のみ　　e：1〜4すべて
解答（　　　　　　　　）

問 56　胃がんについて正しいものはどれか。組み合わせを番号で選びなさい。
1．リンパ節転移を起こすことがある。
2．肝転移することがある。
3．膵へ直接浸潤することがある。
4．がん性腹膜炎を起こすことがある。
〈組み合わせ〉a：1, 3, 4　　b：1, 2　　c：2, 3　　d：4のみ　　e：1〜4すべて
解答（　　　　　　　　）

問 57　次の疾病のうち、胃に病変を認めることがないものはどれか。組み合わせを番号で選びなさい。
1．クローン（crohn）病
2．結核
3．梅毒
4．潰瘍性大腸炎
〈組み合わせ〉a：1, 3, 4　　b：1, 2　　c：2, 3　　d：4のみ　　e：1〜4すべて
解答（　　　　　　　　）

問 58　胃に関する組み合わせについて誤っているものはどれか。
a：F 境界線…腸上皮化生のない胃底腺粘膜を限界づける線。
b：f 境界線…胃底腺粘膜が巣状に出現する領域を限界づける線。
c：腺境界通常型…F 境界線2本、胃壁を取り巻く単純閉曲線。
d：腺境界萎縮型…F 境界線1本、胃壁面上における単純閉曲線。
e：F 境界線は胃底腺粘膜の収縮する方向に移動し、その変化は可逆的である。
解答（　　　　　　　　）

問59 F境界線について正しいものはどれか。組み合わせを番号で選びなさい。
1．胃底腺粘膜の境界である。
2．加齢により移動しない場合もある。
3．ピロリ菌とは無関係である。
4．f境界線は、重層扁平上皮と噴門腺粘膜の境界である。
5．f境界線とF境界線の間を中間帯という。
〈組み合わせ〉 a：1, 2, 3　　b：2, 3, 4　　c：3, 4, 5　　d：1, 2, 5　　e：1, 3, 5
解答（　　　　　　　　）

問60 次のうちで誤っているものはどれか。
a：正常な粘膜ひだの幅は4 mm以下である。
b：正常な粘膜ひだの高さは、2～3 mmである。
c：X線写真において噴門にみられる放射状の線を線状分離線という。
d：粘膜下層と漿膜下層は疎性結合織である。
e：粘膜層の厚さは、1 cm程度である。
解答（　　　　　　　　）

問61 胃再建法と各図について正しいものを選びなさい。

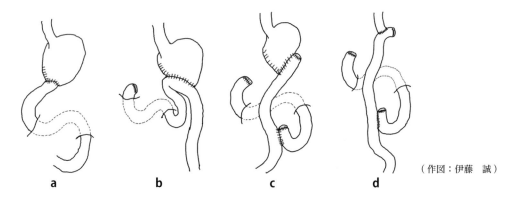

（作図：伊藤　誠）

解答
Billroth（ビルロート）Ⅰ法　　　　　　　　：（　）
Billroth（ビルロート）Ⅱ法　　　　　　　　：（　）
幽門側切除術のRoux-en-Y（ルー・ワイ）法：（　）
胃全摘出術のRoux-en-Y（ルー・ワイ）法　：（　）

問62 図1〜5の胃切除術と再建術式について正しい組み合わせを選びなさい。

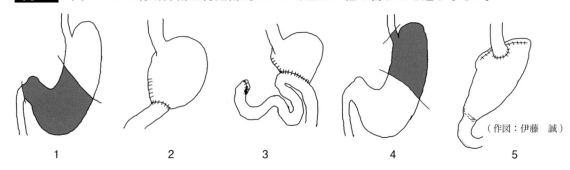

(作図：伊藤 誠)

1　　　2　　　3　　　4　　　5

a：1. 噴門側切除　2. Billroth-Ⅰ　3. Billroth-Ⅱ　4. 幽門側切除　5. 食道胃吻合
b：1. 噴門側切除　2. Billroth-Ⅱ　3. Billroth-Ⅰ　4. 幽門側切除　5. 食道胃吻合
c：1. 幽門側切除　2. Billroth-Ⅰ　3. Billroth-Ⅱ　4. 噴門側切除　5. 食道胃吻合
d：1. 幽門側切除　2. Billroth-Ⅱ　3. Billroth-Ⅰ　4. 噴門側切除　5. 食道胃吻合
e：1. 幽門側切除　2. Billroth-Ⅲ　3. Billroth-Ⅰ　4. 噴門側切除　5. 食道胃吻合
解答（　　　　　　　　）

問63 胃がん術後の障害について、正しいものを選びなさい。
1．ダンピング症候群　……　めまい・立ちくらみ
2．逆流性食道炎　…………　胆汁・膵液の逆流（全摘）
3．輸入脚症候群　…………　Billroth-Ⅱ
4．胆石症　………………　迷走神経切除
5．残胃胃炎・残胃がん　…　萎縮性胃炎・腸上皮化生
〈組み合わせ〉a：1, 2, 5　　b：1, 3, 5　　c：3, 4, 5　　d：5のみ　　e：すべて
解答（　　　　　　　　）

問64 胃がんについて正しいものを選びなさい。
1．胃がんは胃粘膜層から発生する。
2．正常な胃粘膜は腺管構造を呈する。
3．分化型胃がんは、正常な胃粘膜構造に近く腺管構造を形成する。
4．未分化型胃がんは、正常な胃粘膜構造とかけ離れた構造で腺管構造はほとんどの症例で形成しない。
〈組み合わせ〉a：1, 3, 4　　b：1, 2　　c：3, 4　　d：2, 3　　e：すべて
解答（　　　　　　　　）

問65 胃の背景粘膜と病変の関係について間違っているものを選びなさい。
a：腺境界外部領域（幽門腺領域）から発生する胃がんの多くは分化型である。
b：腺境界（F線）近傍肛門側は潰瘍の好発部位である。

c：腺境界内部領域（胃底腺領域）から発生する潰瘍の多くは良性潰瘍である。
d：胃底腺ポリープが認められる場合は、背景粘膜に萎縮はほとんど認めない。
e：胃底腺ポリープが認められる場合は、*H. pylori* 菌感染は陰性である。

解答（　　　　　　　　）

問 66　胃の背景粘膜と病変には深い関係がある、次の中から間違っているものを選びなさい。

1．F 境界線内部領域（胃底腺領域）に発生する潰瘍性病変はほとんど分化型がんである。
2．胃底腺ポリープが認められる場合は背景粘膜に萎縮を認め *H. pylori* 菌感染陽性である。
3．未分化型早期がんでは隆起型のみで陥凹型は極めて稀である。
4．F 境界線近傍に発生する潰瘍性病変は分化型がんである可能性が高い。

〈組み合わせ〉 a：すべて　　b：1, 2, 3　　c：1, 2, 4　　d：1, 3, 4　　e：2, 3, 4
解答（　　　　　　　　）

問 67　がんの組織型と場の関係性について、正しいものを選びなさい。

1．F 境界線内部領域は、消化性潰瘍は稀である。単発の潰瘍病変はがん、しかも未分化がんである。
2．F 線近傍領域は腸上皮化生が弱く、胃底線粘膜から成り立っているとみてもよい。このため組織型は未分化がんが多い。
3．F 境界線外部領域は未分化型がんと分化型がんの両者が発生する。
4．F 線近傍領域は幽門腺粘膜であり、発生するがんの組織型は分化型がんである。

〈組み合わせ〉 a：すべて　　b：1, 2, 3　　c：1, 2, 4　　d：1, 3, 4　　e：2, 3, 4
解答（　　　　　　　　）

問 68　胃の正常構造について正しいものを選びなさい。

1．胃粘膜は、粘膜固有層、粘膜筋板、粘膜下層、固有筋層、漿膜下層、漿膜の各層からなる。
2．粘膜固有層には、腺窩、固有胃腺があり、腺窩の腺底部に増殖細胞帯がある。
3．増殖細胞帯で分裂・増殖した細胞には、上方（胃内腔側）に向かって移動して腺窩上皮となるものと、下方（粘膜深部）に向かって固有胃腺や内分泌細胞などに分化するものがある。
4．胃の表面腺窩上皮は、4〜8日程度で再生するが、固有胃腺細胞や内分泌細胞などは再生速度が遅く、1〜3年かかるとされている。

〈組み合わせ〉 a：すべて　　b：1, 2, 3　　c：1, 2, 4　　d：1, 3, 4　　e：2, 3, 4
解答（　　　　　　　　）

問69 次の画像について正しいものはどれか。

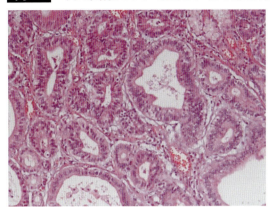

1．腺管構造を有している。
2．円柱上皮でできている。
3．間質が非常に多い
4．硬がんとなりやすい。
5．高分化腺がん（tub1）である

〈組み合わせ〉　a：1，2，5　　　b：2，3，4
　　　　　　　c：2，4　　　　　d：5のみ
　　　　　　　e：1〜5すべて

解答（　　　　　　　　　）

問70 次の組織型はどれか。

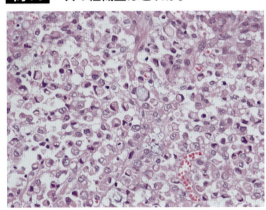

a：乳頭腺がん
b：粘液がん
c：高分化腺がん
d：印環細胞がん
e：GIST

解答（　　　　　　　　　）

3 胃のX線解剖とすとまっぷ

図は、"すとまっぷ"の部位について記載されている。問71〜73について答えよ。

問71 図の0〜9について名称を記入せよ（「彎」は当用漢字「弯」を使用してよい）。また、1〜3、4〜6、7〜9について部位名を記載しなさい（10〜12）。

(すとまっぷ　市川平三郎：胃X線読影を極める．p18, 永井書店, 大阪, 2001；松江寛人, ほか：高位の胃病変のX線診断．胃と腸 5(9)：1071-1083, 1970 による)

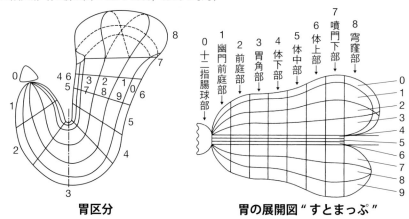

胃区分　　　　　　胃の展開図 "すとまっぷ"

解答

0. (　　　　　　　　)
1. (　　　　　　　　)
2. (　　　　　　　　)　10. (　　　　　　　　)
3. (　　　　　　　　)
4. (　　　　　　　　)
5. (　　　　　　　　)　11. (　　　　　　　　)
6. (　　　　　　　　)
7. (　　　　　　　　)
8. (　　　　　　　　)　12. (　　　　　　　　)
9. (　　　　　　　　)

問 72 図内①の円内は、"すとまっぷ"ではどの位置に相当するか番号で記載しなさい（例：胃角　小彎＝3/5）。

解答（　　　　　／　　　　　　）

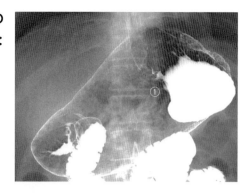

問 73 図内の①を口述で表現する内容を記載しなさい。

解答（　　　　　　　　　　　　　　　　）

問 74 横胃の背臥位正面位の画像を提示するが、前壁・後壁の境界線はどれか、直接図に線を引いて示しなさい。

解答：（図中に検出器側を実線で、X線管球側を点線で記すこと）

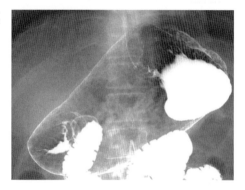

問 75 以下の図に二重造影として描出されている小彎線と大彎線を描き込みなさい。
小彎線＝(二重線)、大彎線－(実線)

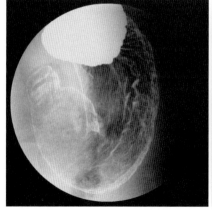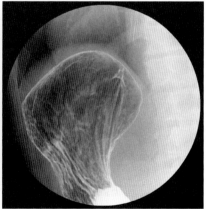

解答：（図内に描き込み）

問76 次の撮影像の二重造影描出範囲を二重造影法第Ⅰ法・第Ⅱ法などの造影効果を加味して、右の図に示しなさい（第Ⅰ法は濃く、第Ⅱ法は薄く塗りなさい）。

解答：（右図を塗りつぶし）

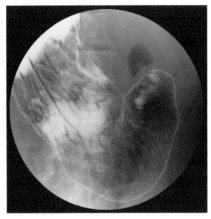
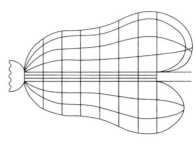

問77 胃は噴門部・幽門部で固定された袋に例えられるが、その形態について正しいものを選びなさい。

1．背臥位で、腹/背方向に大彎/小彎が位置する。
2．背臥位で、背方向に噴門部/幽門部が位置する。
3．立位で、腹/背方向に前壁/後壁が位置する。
4．腹臥位では弱圧迫があるので、大彎が足側に若干移動する。

〈組み合わせ〉 a：すべて　　b：1, 2, 3　　c：1, 2, 4　　d：1, 3, 4　　e：2, 3, 4

解答（　　　　　　　　）

問78 すとまっぷ上で下図①→②→③のようなバリウムの動きがみられたとき、考えられる体位変換として適切なものはどれか。

※黒塗りの部分はバリウムの通過区域を表す。

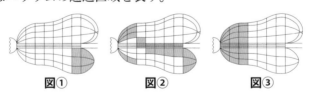

図①　　　図②　　　図③

a：立位正面→背臥位正面　　b：背臥位正面→左側臥位　　c：背臥位正面→右側臥位
d：腹臥位正面→左側臥位　　e：腹臥位正面→右側臥位

解答（　　　　　　　　）

問79 すとまっぷ上で下図①→②→③のようなバリウムの動きがみられたとき、考えられる体位変換として適切なものはどれか。

※黒塗りの部分はバリウムの通過区域を表す。

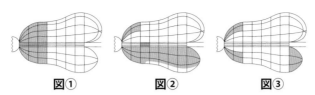

a：右側臥位→背臥位正面　　b：左側臥位→背臥位正面　　c：背臥位正面→左側臥位
d：背臥位正面→右側臥位　　e：腹臥位正面→左側臥位
解答（　　　　　　　）

問80 すとまっぷ上で下図①→②→③のようなバリウムの動きがみられたとき、考えられる体位変換として適切なものはどれか。

※黒塗りの部分はバリウムの通過区域を表す。

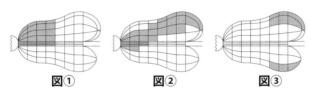

a：立位正面→背臥位正面　　b：背臥位正面→左側臥位　　c：背臥位正面→右側臥位
d：腹臥位正面→左側臥位　　e：腹臥位正面→右側臥位
解答（　　　　　　　）

問81 水平位において、背臥位正面位からの体位変換を行った際のバリウムの全通過区域をすとまっぷ上に表した結果、右図のようになった。考えられる体位変換として適切なものはどれか。

※黒塗りの部分はバリウムの通過区域を表す。

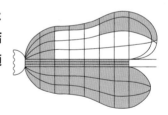

a：右方向1回転　　b：左方向1回転　　c：右左交互変換
d：左右交互変換　　e：背臥位正面→右側臥位→背臥位正面
解答（　　　　　　　）

問82 右図の描出区域が描写される撮影体位について正しいものはどれか。

a：背臥位二重造影正面位　　b：背臥位二重造影第1斜位
c：背臥位二重造影第2斜位　　d：腹臥位二重造影第1斜位
e：腹臥位二重造影第2斜位

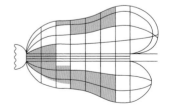

解答（　　　　　　　）

問83 右図の描出区域が描写される撮影体位について正しいものはどれか。

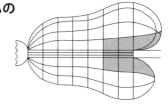

a：立位二重造影正面位　　　b：立位二重造影第1斜位
c：右側臥位二重造影　　　　d：腹臥位二重造影正面位
e：腹臥位二重造影第1斜位

解答（　　　　　　　　）

問84 右図の描出区域が描写される撮影体位について正しいものはどれか。

a：背臥位二重造影正面位　　b：背臥位二重造影第1斜位
c：右側臥位二重造影　　　　d：半臥位腹臥位二重造影第1斜位
e：頭低位腹臥位二重造影第2斜位

解答（　　　　　　　　）

問85 すとまっぷについて正しいものはどれか。

a：胃角水平線は胃角から1cm内側に引いた線である。
b：すとまっぷは胃を77区域に分ける。
c：胃角部境界線は、胃角から小彎上の噴門側と幽門側にそれぞれ2cm離れた地点から、胃角垂直線に対して45°大彎に向かって引いた線である。
d：すとまっぷは大彎を中心に展開させ、右に食道、左に十二指腸球部がくるようにする。
e：縦区分するには、小彎線と大彎線より2cm内側に線を引き、大彎側は前後壁合わせて1つにし、小彎側だけ前壁、後壁の2つに分割する。

解答（　　　　　　　　）

4 撮影法の基本

問 86 鉤状胃において次のうち撮影体位と描出部位の関係で正しいものを選びなさい。

（撮影体位）　　　　　　　　　　　（描出部位）

a：右側臥位　　　　　　　　　　　噴門部から体上部の後壁
b：背臥位二重造影第 2 斜位　　　　体部、幽門部ともに大彎よりの後壁
c：背臥位二重造影第 1 斜位　　　　体部は大彎よりの後壁、幽門部は小彎よりの後壁
d：立位二重造影第 1 斜位　　　　　体上部小彎を中心とする前後壁
e：半臥位二重造影第 1 斜位　　　　噴門部から体上部の小彎を中心とする前後壁

解答（　　　　　　　　）

問 87 牛角胃、横胃において次の文章で最も正しいものを選びなさい。

a：オーバーチューブ装置において背臥位二重造影正面位の小彎線は検出器側に変移する。
b：オーバーチューブ装置において右側臥位の大彎線は検出器側である。
c：オーバーチューブ装置において背臥位二重造影第 1 斜位の体部小彎線は検出器側に位置する。
d：オーバーチューブ装置において背臥位二重造影第 1 斜位の前庭部小彎線は X 管球側に位置する。
e：オーバーチューブ装置において背臥位二重造影第 2 斜位振り分け像の大彎線は検出器側に位置する。

解答（　　　　　　　　）

問 88 撮影手順として次のうち最も正しいものを選びなさい。

a：ガイドライン撮影法では、撮影順序を前壁、後壁、胃上部の手順で撮影が組み立てられている。
b：背臥位正面位を撮影する前のローリングとして受診者が素早く体位変換できるように透視台を半臥位の 20° とした。
c：右側臥位から背臥位正面位への体位変換では胃上部から胃下部へバリウムは流動する。
d：腹臥位二重造影正面位を撮影するため透視台を 45° 程度起こし、圧迫用フトンを挿入した。
e：腹臥位第 1 斜位撮影では胃上部の前壁を描出するため噴門および小彎線を接線方向とした。

解答（　　　　　　　　）

問89 次の撮影手順でバリウムの流動が間違っているものを選びなさい。
 a：背臥位から右側臥位、腹臥位へと体位変換する場合、バリウムは小彎側を流動する。
 b：腹臥位から左側臥位、背臥位へと体位変換する場合、バリウムは大彎側を流動する。
 c：背臥位から半臥位第2斜位へと体位変換する場合、バリウムは噴門の後壁側を流動する。
 d：左側臥位から立位第1斜位へと体位変換する場合、バリウムは噴門の小彎側を流動する。
 e：立位第1斜位から背臥位第1斜位に透視台を起倒する場合、バリウムは大彎側を流動する。
 解答（　　　　　　　　　）

問90 充盈法について適切な表現のものを選びなさい。
 1．バリウム量は立位において、胃体中部以上に液面があること。
 2．大彎線・小彎線の伸展不良や変形を発見しやすい。
 3．立位充盈法は胃角小彎が最も広く見える胃角正面像とする。
 4．胃X線造影検査の基本となる撮影体位である。
 〈組み合わせ〉a：1, 2, 4　　b：1, 2　　c：2, 3　　d：4のみ　　e：1～4すべて
 解答（　　　　　　　　　）

問91 レリーフ法について適切な表現のものを選びなさい。
 1．発泡剤は使用しない。
 2．バリウムは低-中濃度で、50 mL程度使用する。
 3．二重造影でバリウムを薄く流し、病変を浮き上がらせる手法。
 4．ひだの走行がよくわかる。
 〈組み合わせ〉a：1, 2, 4　　b：1, 2　　c：2, 3　　d：4のみ　　e：1～4すべて
 解答（　　　　　　　　　）

問92 レリーフ法について適切な表現のものを選びなさい。
 1．大きな腫瘤を見逃しにくい。
 2．前壁撮影で有用とされていた。
 3．胃が縮んでいるので、バリウムが全体に行き渡りやすい。
 4．微細な病変の輪郭などを読み取ることが難しい。
 〈組み合わせ〉a：1, 2, 4　　b：1, 2　　c：2, 3　　d：4のみ　　e：1～4すべて
 解答（　　　　　　　　　）

問93 二重造影法について適切な表現のものを選びなさい。
 1．診断可能領域が広い。

2．胃粘膜面の凹凸の変化がわかる。
3．胃壁の伸展性がわかる。
4．胃壁の辺縁異常がわかる。
〈組み合わせ〉a：1，2，4　　b：1，2　　c：2，3　　d：4のみ　　e：1〜4すべて
解答（　　　　　　　　　　）

問 94　二重造影法について正しいものを選びなさい。
1．前壁・後壁の早期がんが描写可能。
2．軽微な粘膜の凹凸が描写可能。
3．造影効果により粘膜描写が左右される。
4．進行がんであっても撮り方によっては見逃されることがある。
〈組み合わせ〉a：1，2，4　　b：1，2　　c：2，3　　d：4のみ　　e：1〜4すべて
解答（　　　　　　　　　　）

問 95　圧迫法について適切な表現のものを選びなさい。
1．見逃しの少ない方法は、少量のバリウムで、まんべんなく軽く圧迫する。
2．隆起性病変に有用である。
3．胃体下部から前庭部の領域で有効活用できる。
4．病変の大きさ・高さに合わせた、適宜な圧迫は熟練を必要とする。
〈組み合わせ〉a：1，2，4　　b：1，2　　c：2，3　　d：4のみ　　e：1〜4すべて
解答（　　　　　　　　　　）

問 96　圧迫法について適切な表現のものを選びなさい。
1．肋骨下の圧迫は避ける。
2．穹窿部の圧迫はできない。
3．腹臥位で固い圧迫用フトンを使った圧迫が有効なことがある。
4．病変の厚みを推定することができる。
〈組み合わせ〉a：1，2，4　　b：1，2　　c：2，3　　d：4のみ　　e：1〜4すべて
解答（　　　　　　　　　　）

問 97　立位で圧迫の効果が薄い受診者に、少しでも圧迫法を有効にするにはどのような方法を用いるか、記述しなさい。
解答
◇（　　　　　　　　　　　　　　　　　　　　　　　　　　　　）
◇（　　　　　　　　　　　　　　　　　　　　　　　　　　　　）
◇（　　　　　　　　　　　　　　　　　　　　　　　　　　　　）

問 98 各撮影法と示現される画像所見について適当なものを選びなさい。
1．充盈法……………… 胃角変形
2．レリーフ法………… 粘膜ひだの中断
3．二重造影法………… 胃小区の異常
4．圧迫法……………… 局所的な透亮像や溜まり像
〈組み合わせ〉a：1, 2, 4　　b：1, 2　　c：2, 3　　d：4のみ　　e：1～4すべて
解答（　　　　　　　　　）

問 99 胃全体のバランスをみるために推奨される撮影法を選びなさい。
a：充盈法　　　b：レリーフ法　　　c：二重造影法　　　d：圧迫法
解答（　　　　　　　　　）

問 100 （前壁）ひだの様子から大きな腫瘤を見逃さない撮影法を選びなさい。
a：充盈法　　　b：レリーフ法　　　c：二重造影法　　　d：圧迫法
解答（　　　　　　　　　）

問 101 凹凸の少ない早期胃がんを診断可能な撮影法を選びなさい。
a：充盈法　　　b：レリーフ法　　　c：二重造影法　　　d：圧迫法
解答（　　　　　　　　　）

問 102 前庭部に 2 cm ほどの腫瘤があり、その厚みを表現するために用いられる撮影法を選びなさい。
1．充盈法
2．レリーフ法
3．二重造影法
4．圧迫法
〈組み合わせ〉a：2, 3, 4　　b：1, 2　　c：2, 3　　d：4のみ　　e：1～4すべて
解答（　　　　　　　　　）

問 103 次の説明で正しいものを選びなさい。
1．胃は噴門と幽門で固定されている。
2．立位充盈像ではバリウムの重さにより、頭足方向に伸展する。
3．臥位では周辺臓器の影響と、バリウムの重さにより、体位変換に応じて回転がかかる。
4．胃は小彎側・大彎側に弛みがあり、前壁側より後壁側に弛みがある。
〈組み合わせ〉a：1, 2, 4　　b：1, 2　　c：2, 3　　d：4のみ　　e：1～4すべて
解答（　　　　　　　　　）

問 104　次の説明で正しいものを選びなさい。

1．空気によって大彎側と後壁側が伸展する。
2．前壁は小彎側に回転する。
3．後壁は大彎側に回転する。
4．立位充盈像では小彎線は後方に、大彎線は前方に回転している。
5．呼気・吸気や、おなかを膨らませたりすると横隔膜の上下で伸縮する。

〈組み合わせ〉　a：1, 2, 4　　b：1, 2　　c：2, 3　　d：4のみ　　e：1〜5すべて

解答（　　　　　　　　　）

問 105　背臥位第2斜位像の描出領域（目的部位）について正しいものを選びなさい。

a：胃体中部後壁の大彎よりから前庭部後壁の小彎より。
b：胃体中部後壁の大彎よりから胃体中部前壁の大彎より。
c：胃体中部後壁の小彎よりから前庭部後壁の大彎より。
d：胃体中部前壁の大彎よりから前庭部前壁の小彎より。
e：胃体中部後壁の小彎よりから前庭部後壁の小彎より。

解答（　　　　　　　　　）

問 106　"背臥位二重造影像（第2斜位）"の撮影について正しいものを選びなさい。

1．胃体部小彎近傍（前・後壁より）をなるべく正面像として捉える。
2．幽門前庭部大彎よりの領域を正面像で捉える。
3．胃角部小彎は、接線像として正面視が困難であるため、他部位に比較して二重造影像よりも圧迫像の重要性が高い。
4．胃体部の小彎近傍に存在する病変を捉えるためには、なるべく障害陰影となる脊椎を外して撮影することが望ましい。

〈組み合わせ〉　a：1, 3, 4　　b：1, 2　　c：3, 4　　d：2, 3　　e：1〜4すべて

解答（　　　　　　　　　）

問 107　以下の"二重造影法の基本"で正しいものを選びなさい。

1．撮影時に接線方向にある部位の病変は、二重造影で見逃されることがある。
2．わずかな凹凸は二重造影法の第Ⅱ法を駆使しないと表現できない。
3．粘液（粘膜を覆って剥がれない）があった場合、バリウムによる粘膜描出の阻害につながる。
4．空気の量が適量かどうかの判断の大まかな目安は、背臥位正面にして胃上部のバリウム境界が胃体中部、あるいはそれより少し上部までにあればよい。

〈組み合わせ〉　a：1, 3, 4　　b：1, 2　　c：3, 4　　d：2, 3　　e：1〜4

解答（　　　　　　　　　）

問108　以下の"二重造影法の基本"で正しいものを選びなさい。
1．二重造影法の第Ⅰ法とは、造影剤を胃粘膜に十分付着させて広範囲な粘膜面を平面的な模様像として表すことをいう。
2．二重造影法の第Ⅱ法とは、病変部に薄くバリウムを漂わせ粘膜の凹凸変化を表すことをいう。
3．二重造影法の第Ⅰ法は、病変の存在に気づかなくても、描出領域の粘膜面を広く表すことができるが、粘膜のなだらかな凹凸変化所見（特に、粘膜下層の肥厚による粘膜隆起）は現れにくい。
4．二重造影法の第Ⅱ法の欠点は、造影剤の層が厚過ぎると周囲粘膜の凹凸変化が隠されてしまう欠点がある。
〈組み合わせ〉a：1, 3, 4　　b：1, 2　　c：3, 4　　d：2, 3　　e：1～4すべて
解答（　　　　　　　　　　）

問109　追加撮影について正しいものを選びなさい。
1．決められた撮影体位を撮ればよいというものではなく、透視下でバリウムの流れに注意を払うことが重要である。
2．病変を認めた場合、存在のみならず質的診断も可能とすることができる。
3．胃形や造影剤の付着状態、腸管との重なりにより基準撮影体位内では良好な描出が得られない場合は、それを補い表す追加撮影をしなければいけない。
4．基準撮影体位だけでは拾い上げが困難な病変もあることを認識しなければいけない。
〈組み合わせ〉a：1, 3, 4　　b：1, 2　　c：3, 4　　d：2, 3　　e：1～4すべて
解答（　　　　　　　　　　）

問110　X線検査の『見逃しの原因』で正しいものを選びなさい。
1．胃の蠕動
2．バリウム付着不良
3．腸管の重なり
4．牛角胃などの変形
〈組み合わせ〉a：1, 3, 4　　b：1, 2　　c：3, 4　　d：2, 3　　e：1～4すべて
解答（　　　　　　　　　　）

問111　前庭部後壁に病変を認めた場合の撮影の工夫について（圧迫可能例において）適切な撮影法を選びなさい。
1．高度変形のため、立位にしてバリウムの重量を利用し胃を矯正。第1斜位にて寝台を倒していき、バリウムと空気が入れ替わった瞬間に撮影した。
2．立位第1斜位にて圧迫筒を使用して前庭部を押さえて胃を矯正し、寝台を倒していきバリウムと空気が入れ替わった瞬間に撮影した。

3．検査後半の空気量少量時にも撮影を行った。
〈組み合わせ〉a：1, 2　　b：2, 3　　c：1, 3　　d：1～3すべて　　e：3のみ
解答（　　　　　　　　）

問112　牛角胃・横胃の噴門部の病変と適切な撮影体位を選びなさい。
1．噴門部小彎　………　背臥位右側臥位
2．噴門部前壁　………　腹臥位第1斜位
3．腹部食道　………　立位下部食道第1斜位
4．噴門部小彎　………　背臥位二重造影正面
〈組み合わせ〉a：1, 2　　b：1, 2, 3　　c：3, 4　　d：1～4すべて　　e：4のみ
解答（　　　　　　　　）

問113　牛角胃・横胃の特徴について適切なものを選びなさい。
1．穹窿部は背側に変位するため背臥位正面位では胃体上部がブラインドとなりやすい。
2．前庭部が背側に折れ曲がっているため背臥位正面位では後壁が正面視できない。
3．立位にすることで鉤状胃に近く矯正することが可能な場合がある。
4．前庭部が背側に折れ曲がっており、幽門部が背側に変位するためバリウムが流出しやすい。
〈組み合わせ〉a：1, 2　　b：2, 3　　c：3, 4　　d：1～4すべて　　e：4のみ
解答（　　　　　　　　）

問114　噴門部撮影について適切なものを選びなさい。
1．噴門部撮影においては開口期にて撮影が望ましい。
2．半閉鎖期の読影においてテント状に広がる線状分離線を注意深く観察する必要がある。
3．閉鎖期において腹部食道は表現されない。
4．開口期は腹部食道が示現される。
〈組み合わせ〉a：1, 2　　b：2, 3　　c：3, 4　　d：1～4すべて　　e：4のみ
解答（　　　　　　　　）

問115　噴門部の位置関係について適切なものを選びなさい。
1．右側臥位撮影で食道入口部より左側は前壁側となる。
2．半臥位第2斜位撮影では噴門部後壁側が前壁側よりも広く示現される。
3．腹臥位第1斜位撮影では噴門部前壁側が後壁側よりも広く示現される。
4．噴門部小彎の食道入口部を挟んで頭側は噴門部大彎である。
〈組み合わせ〉a：1, 2　　b：2, 3　　c：3, 4　　d：1～4すべて　　e：4のみ
解答（　　　　　　　　）

問116　牛角胃・横胃の形状と撮影の問題点で正しいものを選びなさい。
1．噴門と幽門を結んだ軸を中心に大彎部が後方に回り込んでいる。
2．腹臥位二重造影では幽門前部は接線方向となり正面視が難しい。
3．幽門部が背側に向き、腸へのバリウム流出が速く、障害陰影となりやすい。
4．バリウム流出を防ぐため、左右の交互変換がよい。
〈組み合わせ〉a：1, 3, 4　b：1, 2　c：3, 4　d：2, 3　e：1〜4すべて
解答（　　　　　　　　　）

問117　牛角胃・横胃の描出部位について正しいものを選びなさい。
1．背臥位正面位では小彎線が背側に回り込んでいるため、胃体部前壁小彎よりが描出されることとなる。
2．腹臥位正面位では大彎線が腹側に回り込んでいるため、胃体部後壁大彎よりが描出されることとなる。
3．背臥位二重造影第2斜位では、背臥位正面位に比べ胃体部前壁小彎よりが広範囲に描出される。
4．腹臥位でブラインドとなった前壁は背臥位で描出可能なことがある。
〈組み合わせ〉a：1, 3, 4　b：1, 2　c：3, 4　d：2, 3　e：1〜4すべて
解答（　　　　　　　　　）

問118　圧迫用フトンの使用法について正しいものを選びなさい。
1．必ず何種類かの圧迫用フトンを用意し、胃形の違いによって使い分けをする。
2．鉤状胃に対しては薄め、大きめ（広め）の圧迫用フトンを使用し、牛角胃に対しては厚め、小さめ、硬めの圧迫用フトンを使用すると胃を矯正しやすい。
3．腹臥位充盈像で胃形を確認し、圧迫用フトンの種類、挿入位置を判断する。
4．胃体部を広く描出するため、逆傾斜、圧迫用フトン、ヒップアップ、呼吸を活用する。
〈組み合わせ〉a：1, 3, 4　b：1, 2　c：3, 4　d：2, 3　e：1〜4すべて
解答（　　　　　　　　　）

問119　牛角胃・横胃の腹臥位二重造影について正しいものを選びなさい。
1．牛角胃・横胃は腹臥位になると大彎部が背側に回っているため、圧迫用フトンの矯正がないと大彎撮影に近くなる。
2．腹臥位第2斜位になれば胃体中部〜下部の前壁小彎よりが腹側に回り込み、ブラインドとなる。
3．腹臥位第2斜位になれば前庭部前壁大彎よりが背側に回り込み、ブラインドとなる。
4．胃体部小彎側よりに圧迫用フトンを入れることにより横胃を鉤状胃に近づけることができる。
〈組み合わせ〉a：1, 3, 4　b：1, 2　c：3, 4　d：2, 3　e：1〜4すべて

解答（　　　　　　　　）

問 120　牛角胃・横胃の腹臥位前壁撮影の注意点で正しいものを選びなさい。
1．時には、接線方向となる胃角～幽門部は小分けして撮影する必要がある。
2．胃体中部前壁は空気量が多くなるとブラインドとなる。
3．前壁にバリウムを流しながら透視観察を行った後に撮影する。
4．牛角胃・横胃は立位圧迫が不向きであるため、腹臥位圧迫が有用である。
〈組み合わせ〉a：1, 3, 4　　b：1, 2　　c：3, 4　　d：2, 3　　e：1～4すべて
解答（　　　　　　　　）

問 121　背臥位の撮影体位について間違っているものを選びなさい。
1．背臥位第2斜位像では胃体部小彎側が椎体とほぼ平行になる。
2．背臥位第1斜位の体位角度が小さくなると体部大彎側の描出が悪くなる。
3．胃角正面像から撮影した場合、背臥位第2斜位は左腰を上げなくてもよい。
4．背臥位第2斜位像は体部大彎の病変に気をつけて撮影する。
〈組み合わせ〉a：すべて　　b：1, 2, 3　　c：1, 2, 4　　d：1, 3, 4　　e：2, 3, 4
解答（　　　　　　　　）

問 122　鉤状胃撮影の注意点として正しいものを選びなさい。
1．基準撮影法では、ほぼ胃内腔が二重造影で描出できる。
2．体位によっては胃の捻れが生じ、ブラインドが生じていても気づかないことがある。
3．正面位では大彎・小彎・幽門前部は接線方向（正面視できない）になる部位である。
4．小彎線近傍は半臥位に寝台を起こすとバリウムの重みでV字の状態で撮影されることがあるので、できるだけ小彎を広げるために水平で撮影をする。
〈組み合わせ〉a：すべて　　b：1, 2, 3　　c：1, 2, 4　　d：1, 3, 4　　e：2, 3, 4
解答（　　　　　　　　）

問 123　切除胃撮影の注意点として正しいものを選びなさい。
1．透視観察では、流れるバリウムのはじきに注意する。
2．病変は小彎縫合部近傍に多いため、この部位を重点的に観察し撮影する。
3．接合部付近の病変は正面視しづらいことに留意し観察・撮影する。
4．造影剤で粘膜面を十分に洗い、最良の造影効果が得られるように留意する。
〈組み合わせ〉a：すべて　　b：1, 2, 3　　c：1, 2, 4　　d：1, 3, 4　　e：2, 3, 4
解答（　　　　　　　　）

問 124　残胃がんのX線診断が難しい原因として正しいものを選びなさい。
1．吻合部が狭窄していなくても食物残渣がみられる。

2．バリウムや空気が十分に溜まらず肛側に流れやすい。
3．縫合や吻合による凹凸があるため、さらに微細な胃小区など粘膜面の構造を描出するのが難しい。
4．撮影する壁面が球面を呈しているため、検出器と平行になるような二重造影の面として捉えられる領域が狭くなる。

〈組み合わせ〉 a：すべて　　b：1, 2, 3　　c：1, 2, 4　　d：1, 3, 4　　e：2, 3, 4
解答（　　　　　　　　　　）

問125 胃がんにより幽門側切除の胃再建術をされ5年経過した受診者を撮影する際に、留意したい項目について正しいものを選びなさい。

1．残胃部分にバリウムが貯留しないことが予想されるので、吻合腸に流出したバリウムを胃に戻すような操作を行う。
2．残胃の縫合部分に薄くバリウムを載せる。
3．残胃の縫合部分を正面視する撮影を行う。
4．可能であれば、残胃縫合部分の圧迫を行う。

〈組み合わせ〉 a：すべて　　b：1, 2, 3　　c：1, 2, 4　　d：1, 3, 4　　e：2, 3, 4
解答（　　　　　　　　　　）

問126 基準撮影体位で撮影すれば、ほぼ胃の内腔は撮影できるが、これを阻害する要因で正しいものを選びなさい。

1．胃自体が軟らかく体位ごとに捻れる臓器であるため、ブラインドが生じる。
2．撮影時に接線方向にある部位（例：背臥位正面位の場合、大彎・小彎など）の病変は二重造影で正面視できないので、ブラインドとなることがある。
3．腸管の重なり
4．バリウムの残り

〈組み合わせ〉 a：すべて　　b：1, 2, 3　　c：1, 2, 4　　d：1, 3, 4　　e：2, 3, 4
解答（　　　　　　　　　　）

問127 二重造影法による、粘膜描出の阻害要因を選びなさい。

1．粘液（粘膜を覆って剥がれない）
2．食物残渣
3．小腸陰影
4．蠕動

〈組み合わせ〉 a：すべて　　b：1, 2, 3　　c：1, 2, 4　　d：1, 3, 4　　e：2, 3, 4
解答（　　　　　　　　　　）

問 128 基準撮影体位で撮影すれば、ほぼ胃の内腔は撮影できるが、比較的描出しづらいと思われる部位で正しいと思われるものを選びなさい。

1. 幽門前庭部前壁大彎側
2. 幽門前庭部前壁小彎側
3. 体中部前壁
4. 体部前壁小彎側
5. 穹窿部大彎側

〈組み合わせ〉a：すべて　b：1, 2, 3, 5　c：1, 2, 4, 5　d：1, 3, 4　e：2, 3, 4

解答（　　　　　　　　）

問 129 胃体部前壁を描出する際にはさまざまな材質・形状の圧迫用フトンが使われるが、主に体型により使い分けられる。女性や、やせた方に多いと思われる鉤状胃や下垂胃に使用される圧迫用フトンについて、概ね正しいと思われるものを選びなさい。

1. 厚み………薄め
2. 大きさ……大きめ
3. 硬さ………柔らかめ

〈組み合わせ〉a：すべて正しい　b：2, 3　c：1, 2　d：1, 3　e：すべて誤り

解答（　　　　　　　　）

問 130 胃体部前壁を描出する際にはさまざまな材質・形状の圧迫用フトンが使われるが、主に体型により使い分けられる。肥満や筋肉質の方に多いと思われる牛角胃・瀑状胃に使用される圧迫用フトンについて、概ね正しいと思われるものを選びなさい。

1. 厚み………厚め
2. 大きさ……小さめ
3. 硬さ………硬め

〈組み合わせ〉a：すべて正しい　b：2, 3　c：1, 2　d：1, 3　e：すべて誤り

解答（　　　　　　　　）

問 131 牛角胃・横胃の前庭部撮影の注意点として正しいものを選びなさい。

1. 解剖学的に背側に屈曲している。
2. 背臥位正面撮影では二重造影の描出範囲が非常に狭い。
3. 背臥位第1斜位にしても前庭部が正面に見えないことがある。
4. 幽門前部が垂直方向になることがあるなど、見えない部分（ブラインド）が出現する。

〈組み合わせ〉a：すべて　b：1, 2, 3　c：1, 2, 4　d：1, 3, 4　e：2, 3, 4

解答（　　　　　　　　）

問 132　牛角胃・横胃の前庭部撮影の注意点として正しいものを選びなさい。
1．幽門前部が十二指腸球部と重なるなど、見えない部分（ブラインド）が多い。
2．バリウムの十二指腸への流出が速い。
3．造影された十二指腸と重なることが多く、見えない部分（ブラインド）が多くなる。
4．胃内のガスが十二指腸に流出し、胃と重なることが多く、前庭部の粘膜面を適正に評価しづらい部分が多くなる。
〈組み合わせ〉a：すべて　　b：1, 2, 3　　c：1, 2, 4　　d：1, 3, 4　　e：2, 3, 4
解答（　　　　　　　　　）

問 133　牛角胃・横胃の前庭部撮影の注意点として正しいものを選びなさい。
1．背臥位二重造影第1斜位から半臥位へ移動することで、バリウムの重みで描出範囲が広がることがしばしばある。
2．背臥位第1斜位で圧迫を加え、捻れの補正を試みる。
3．後壁側より、圧迫用フトンによる圧迫を加える前壁側の撮影が前庭部を良好に描出できることがしばしばある。
4．左側臥位で幽門前部を広く観察できることがある。
〈組み合わせ〉a：すべて　　b：1, 2, 3　　c：1, 2, 4　　d：1, 3, 4　　e：2, 3, 4
解答（　　　　　　　　　）

問 134　牛角胃・横胃の前庭部撮影で、適切でない撮影法を選びなさい。
1．基準撮影法の各体位でバリウムが目的部位に常に滞留していたが、基準撮影法には対応が記載されていなかったので、あるがままの状態を提示するために撮影した。
2．背臥位の第2斜位でバリウムが目的部位に貯留してしまったが、基準撮影法には対応が記載されていなかったので、あるがままの状態を提示するために撮影した。
3．撮影当初からバリウムが流出してしまっていたので、基準撮影法に従った各体位においても重なりが常にあったが、あるがままの状態を提示するために撮影した。
4．腹臥位で二重造影法を試み抜けの広い圧迫像となったが、あるがままの状態を提示するために撮影した。
〈組み合わせ〉a：すべて　　b：1, 2, 3　　c：1, 2, 4　　d：1, 3, 4　　e：2, 3, 4
解答（　　　　　　　　　）

問 135　牛角胃・横胃の前壁撮影で適切なものを選びなさい。
1．圧迫用フトンを使い、胃形を補正する。
2．腹臥位（半臥位・半立位）にし、圧迫用フトンを挿入する。
3．硬めで小さめの圧迫用フトンを使う。
〈組み合わせ〉a：すべて正しい　　b：2, 3　　c：1, 2　　d：1, 3　　e：すべて誤り
解答（　　　　　　　　　）

4. 撮影法の基本

問 136 牛角胃・横胃の前壁撮影において、圧迫用フトンの選択に関連して正しいと思われるものを選びなさい。
1．何種類かの圧迫用フトンを用意しておく。
2．腹臥位充盈像で圧迫用フトンの挿入部位を判断する。
3．体格と腹臥位正面位像の体部の角度により圧迫用フトンの大きさ・硬さを判断する。
〈組み合わせ〉a：すべて正しい　　b：2, 3　　c：1, 2　　d：1, 3　　e：すべて誤り
解答（　　　　　　　　）

問 137 牛角胃・横胃の前壁撮影で適切な注意点を選びなさい。
1．できるだけ右腰を上げないで撮影する。
2．右腰を上げることにより、胃体中部〜下部の小彎が後壁に回り込み盲点となる。
3．右腰を上げることにより、前庭部前壁大彎が後壁に回り込み盲点となる。
4．前庭部小彎側は、バリウムを抜いて異常がないことを確認後に撮影する。
〈組み合わせ〉a：すべて　　b：1, 2, 3　　c：1, 2, 4　　d：1, 3, 4　　e：2, 3, 4
解答（　　　　　　　　）

問 138 牛角胃・横胃の前壁撮影で適切な注意点を選びなさい。
1．できるだけ胃体部を二重造影で広く撮影する。
2．頭低位にする際、抜けていくバリウムの流れを観察する。
3．圧迫用フトンとヒップアップの併用で撮影する。
4．二重造影が撮影できなかった部位のフォローには、姑息的手段として腹臥位圧迫法がある。
〈組み合わせ〉a：すべて　　b：1, 2, 3　　c：1, 2, 4　　d：1, 3, 4　　e：2, 3, 4
解答（　　　　　　　　）

問 139 牛角胃・横胃の前壁撮影で正しいものを選びなさい。
1．背臥位正面位では、体部の前壁側の一部が描出される。
2．背臥位第2斜位では、正面位に比べ体部の前壁側が、より広範囲に描出される。
3．背臥位第1斜位では幽門前部・前庭部の前壁側の一部が描出されることがある。
4．前壁撮影に必要な手技を講じても、腹臥位正面位では体部大彎から後壁の一部が描出されやすい。
〈組み合わせ〉a：すべて　　b：1, 2, 3　　c：1, 2, 4　　d：1, 3, 4　　e：2, 3, 4
解答（　　　　　　　　）

問 140 牛角胃・横胃の噴門部撮影の注意点として正しいものを選びなさい。
1．透視下の観察が重要である。
2．病変部にはバリウムを流した撮影を心がける。
3．バリウム量は多量が望ましい。また、空気量も多量が望ましい。

4．撮影するときは吸気・呼気での噴門部の影響を確認してから撮影する。
〈組み合わせ〉a：すべて　　b：1, 2, 3　　c：1, 2, 4　　d：1, 3, 4　　e：2, 3, 4
解答（　　　　　　　　　）

問141　牛角胃・横胃の噴門部撮影の注意点として正しいものを選びなさい。
1．病変部を正面視した撮影を心がける。
2．前壁側をバリウムで洗うことが難しい。
3．空気量が少ないと小彎がつぶれ二重造影の示現範囲が狭くなる。
4．粘液が残りやすい。
〈組み合わせ〉a：すべて　　b：1, 2, 3　　c：1, 2, 4　　d：1, 3, 4　　e：2, 3, 4
解答（　　　　　　　　　）

問142　牛角胃・横胃の噴門部撮影の注意点として正しいものを選びなさい。
1．二重造影だけでは病変があっても的確に描出できないことがある。
2．バリウムを流しながらの観察が有用である。
3．二重造影法第Ⅱ法で撮影するとよい。
4．撮影のタイミングが重要で、バリウムを流して、陥凹は溜まった瞬間に、隆起はバリウムの流れが妨げられた（はじいた）瞬間に撮影する。
〈組み合わせ〉a：すべて　　b：1, 2, 3　　c：1, 2, 4　　d：1, 3, 4　　e：2, 3, 4
解答（　　　　　　　　　）

問143　噴門部を描出する体位を下図のように定めたとき、各体位は図a、b、cのどれに相当するか。

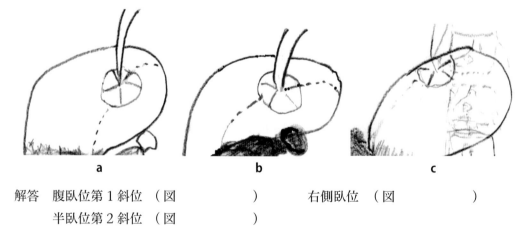

a　　　　　　　　　　b　　　　　　　　　　c

解答　腹臥位第1斜位　（図　　　　　）　　　右側臥位　（図　　　　　）
　　　半臥位第2斜位　（図　　　　　）

4．撮影法の基本

問 144 牛角胃・横胃の噴門部撮影の注意点として正しいものを選びなさい。
1．圧迫ができない部位である。
2．二重造影法が主体の撮影法にならざるを得ない。
3．バリウムが通る範囲しか造影効果が期待できない。
4．食道胃接合部（EGJ）より 2 cm 口側の食道の一部も噴門として扱われる。
〈組み合わせ〉a：すべて　b：1, 2, 3　c：1, 2, 4　d：1, 3, 4　e：2, 3, 4
解答（　　　　　　　　　　）

問 145 鈎状胃撮影の注意点として正しいものを選びなさい。
1．基準撮影法では、ほぼ胃内腔の全域が二重造影で描出できる。
2．体位によっては胃の捻れが生じ、ブラインドが生じていても気づかないことがある。
3．大彎・小彎・幽門前部は接線方向（正面視できない）になる部位である。
4．幽門前庭部前壁、胃体中部前壁、穹窿部大彎側は二重造影で描出しにくい部位である。
〈組み合わせ〉a：すべて　b：1, 2, 3　c：1, 2, 4　d：1, 3, 4　e：2, 3, 4
解答（　　　　　　　　　　）

問 146 鈎状胃における穹窿部の撮影の注意点として正しいものを選びなさい。
1．基準撮影法では前壁側からアプローチすることになるので、頭低位で前壁粘膜を洗ったように思い込みがちであるが、ほとんどの場合は洗えていない。
2．前壁側の撮影には、必ず寝台を水平または弱頭低位で 1 回転のローリングを加え、造影効果を確認した後に撮影する。
3．基準撮影では大彎側の前壁の造影効果にも留意する。
4．小彎線近傍は半臥位に寝台を起こすとバリウムの重みで V 字の状態で撮影されることがあるので、できるだけ小彎を広げるために水平で撮影をする。
〈組み合わせ〉a：すべて　b：1, 2, 3　c：1, 2, 4　d：1, 3, 4　e：2, 3, 4
解答（　　　　　　　　　　）

問 147 切除胃撮影の注意点として正しいものを選びなさい。
1．造影効果に留意する（造影剤で粘膜面を洗い、胃粘液による造影不良を最小限にとどめる）。
2．接合部付近の病変は正面視しづらいことを念頭に撮影する。
3．腹臥位での圧迫撮影は有効である。
4．透視観察では、バリウムのはじきに留意する。
5．どのようにして病変部にバリウムを流すかを考えて撮影する。
〈組み合わせ〉a：すべて　b：1, 2, 3, 5　c：1, 2, 4, 5　d：1, 3, 4　e：2, 3, 4
解答（　　　　　　　　　　）

問148　胃がんにより幽門側切除の胃再建術をされ5年経過した受診者を撮影する際に、留意したい項目について正しいものを選びなさい。
1．縫合部分を正面視する撮影が重要である。
2．縫合部分は二重造影法第Ⅱ法を活用するとよい。
3．残胃にバリウムが貯留しない場合、バリウムを吻合腸より戻すか追加で飲んでもらう必要がある。
4．可能であるなら残胃縫合部分の圧迫撮影は行うのが望ましい。
〈組み合わせ〉a：すべて　　b：1, 2, 3　　c：1, 2, 4　　d：1, 3, 4　　e：2, 3, 4
解答（　　　　　　　　　　　）

問149　以下の撮影法の説明で間違っているものを選びなさい。
1．四大撮影法とは、粘膜（レリーフ）法、二重造影法、頭低位前壁法、圧迫法を指す。
2．二重造影法第Ⅰ法は、病変部にバリウムを薄く溜めたり流したりしながら撮影する。
3．粘膜（レリーフ）法は粘膜間にある小病変の描出に有用である。
4．新・胃X線撮影法ガイドライン（改訂版）では、背臥位二重造影正面位（正面像）撮影は二重造影法第Ⅰ法・第Ⅱ法のどちらで撮影してもよい。
〈組み合わせ〉a：すべて　　b：1, 2, 3　　c：1, 2, 4　　d：1, 3, 4　　e：2, 3, 4
解答（　　　　　　　　　　　）

問150　以下の撮影法の説明で正しいものを選びなさい。
1．新・胃X線撮影法ガイドライン（改訂版）での背臥位二重造影第2斜位（体部後壁、振り分け）は、右側臥位から背臥位に戻しながら撮影する。
2．基準撮影法1での背臥位二重造影第2斜位（振り分け）は、水平位で右側臥位から背臥位に戻し、さらに第2斜位にして撮影する。
3．基準撮影法1での背臥位二重造影第2斜位（振り分け）は、バリウムが噴門直下の小彎側から後壁側に流れるように体位と透視台の角度を調節する。
4．基準撮影法2での背臥位二重造影第2斜位（振り分け）は、左右交互変換後、背臥位から第2斜位（およそ20°）にして撮影する。
〈組み合わせ〉a：すべて　　b：1, 2, 3　　c：1, 2, 4　　d：1, 3, 4　　e：2, 3, 4
解答（　　　　　　　　　　　）

問151　追加撮影について適切なものを選びなさい。
1．検査前半に前庭部病変を認めたため、十二指腸への流出でブラインドとなる恐れがあったので即座に追加撮影を行った。
2．横胃の前庭部後壁に病変を認めたので、空気量が少なくなった後半にも追加撮影を行い病変の正面像を撮影した。
3．横胃の幽門部に病変があったので、寝台を立位にして圧迫筒で鉤状胃に近い状態にさせ、

寝台を倒していきバリウムと空気が入れ替わった瞬間に撮影した。
4．病変の深さや高さなどを表現するには、二重造影法第Ⅱ法が優れている。
〈組み合わせ〉a：すべて　　b：1, 2, 3　　c：1, 2, 4　　d：1, 3, 4　　e：2, 3, 4
解答（　　　　　　　　　）

問152　各撮影体位の標的部位が適切であるものを選びなさい。
1．背臥位二重造影正面位…………　胃体部から幽門部にかけての後壁
2．背臥位二重造影第2斜位　……　胃体部後壁小彎側および幽門部後壁大彎側
3．腹臥位二重造影第2斜位　……　胃体中部大彎側から幽門部小彎側にかけての前壁
4．立位二重造影第1斜位　………　体上部から穹窿部の後壁大彎側を中心とした前後壁
〈組み合わせ〉a：すべて　　b：1, 2, 3　　c：1, 2, 4　　d：1, 3, 4　　e：2, 3, 4
解答（　　　　　　　　　）

問153　基準撮影法に関する説明について正しいものを選びなさい。
1．背臥位正面位（像）は、撮影体位と造影効果以外に、撮影装置や撮影条件の評価に用いる。
2．頭低位・腹臥位・正面位は、圧迫用フトンを使用して胃の形を修正したうえで、45°までの逆傾斜で撮影をする。
3．右側臥位は、前壁ならびに後壁が等しく描出され、線状分離線が描出されているのが望ましい。
4．再立位第1斜位は、安全性を優先し、正面位で台を起こして立位になった時点で第1斜位の体位をとることが望ましい。
〈組み合わせ〉a：すべて　　b：1, 2, 3　　c：1, 2, 4　　d：1, 3, 4　　e：2, 3, 4
解答（　　　　　　　　　）

問154　撮影方法の説明について正しいものを選びなさい。
1．胃体上部後壁中央部の病変の正面視を撮影する場合、上体を起こしたり前屈させたりすると良好に描出される場合がある。
2．前庭部の病変は、前庭部に満たされたバリウムと空気が入れ変わる瞬間に良好に描出される場合がある。
3．ひだ集中は、空気量によって明瞭に描出されたり、時には消失したかのように観察できなくなる場合がある。
4．圧迫撮影は、立位よりも腹臥位での圧迫が広範囲を良好に圧迫し観察できる場合がある。
〈組み合わせ〉a：すべて　　b：1, 2, 3　　c：1, 2, 4　　d：1, 3, 4　　e：2, 3, 4
解答（　　　　　　　　　）

問 155　胃 X 線撮影法について正しいものを選びなさい。
1．主な胃 X 線撮影法には充盈法、粘膜法、圧迫法、二重造影法がある。
2．圧迫法は微小病変や隆起性病変の拾い上げだけでなく、深達度診断にも有効である。
3．充盈法は手技が簡便であることが長所の１つである。
4．二重造影法は陽性造影剤と陰性造影剤を用いた撮影法である。
〈組み合わせ〉a：すべて　　b：1, 2, 3　　c：1, 2, 4　　d：1, 3, 4　　e：2, 3, 4
解答（　　　　　　　　　　）

問 156　二重造影法について正しいものを選びなさい。
1．体位変換が困難な受診者にも簡便で安全に行える手技である。
2．造影剤を粘膜に付着させ、広い範囲を平面的な模様像として描出する方法である。
3．台の傾斜や体位を変えて粘膜面に薄く造影剤の層をつくりながら粘膜の凹凸を表現する方法である。
4．胃液や粘液が多い被写体ではバリウムが付着しづらいことが欠点である。
〈組み合わせ〉a：すべて　　b：1, 2, 3　　c：1, 2, 4　　d：1, 3, 4　　e：2, 3, 4
解答（　　　　　　　　　　）

問 157　基準撮影法１と基準撮影法２の記述について正しいものを選びなさい。
1．基準撮影法１は主に対策型検診で、基準撮影法２は任意型検診で実施される。
2．基準撮影法１は８曝射、基準撮影法２は 16 曝射である。
3．基準撮影法２において、前壁撮影時には頭低位での体位変換が望ましい。
4．基準撮影法１と基準撮影法２において、前壁撮影時に圧迫用フトンの使用が基本である。
〈組み合わせ〉a：すべて　　b：1, 2, 3　　c：1, 2, 4　　d：1, 3, 4　　e：2, 3, 4
解答（　　　　　　　　　　）

問 158　任意撮影法と追加撮影法の記述で正しいものを選びなさい。
1．追加撮影法とは透視観察下に所見に気づき、肉眼所見をより明確に描出する撮影法である。
2．陥凹面（内面）の形状変化を描出する追加撮影法は、二重造影法第Ⅱ法が適している。
3．任意撮影法とは、基準撮影体位に含まれない体位や高度な技術を要する撮影法により、検査を組み立てる方法で、状況に応じた検診を実施する撮影法である。
4．任意撮影法を組み立てる場合、基準撮影法と違い後壁→前壁→上部といった順番にはとらわれない。
〈組み合わせ〉a：すべて　　b：1, 2, 3　　c：1, 2, 4　　d：1, 3, 4　　e：2, 3, 4
解答（　　　　　　　　　　）

問 159　基準撮影法を撮影していくうえで、間違っているものを選びなさい。
1．撮影された画像が揃っていれば撮影順は気にしなくてもよい。

2．基準撮影法は最低限保たれるべき画像を得るための撮影法である。
3．流れの中で半立位第2斜位を背臥位第2斜位の後に撮影した。
4．バリウムの付着がよかったので、体位変換せずに撮影を行った。
〈組み合わせ〉a：すべて　　b：1, 2, 3　　c：1, 2, 4　　d：1, 3, 4　　e：2, 3, 4
解答（　　　　　　　　）

問160　画像は、腹臥位第1斜位で得られた病変（矢印）の側面像である。病変を正面視しバリウムを流しながら追加撮影を行う場合の撮影手順で正しいものを選びなさい。

a：患者を腹臥位第1斜位にして、寝台を頭低位にしながらバリウムを流す。
b：患者を腹臥位第2斜位にして、寝台を頭低位にしながらバリウムを流す。
c：患者を背臥位第1斜位にして、寝台を頭高位にしながらバリウムを流す。
d：患者を背臥位正面位にしてから第2斜位にし、寝台を頭高位にしながらバリウムを流す。
e：患者を背臥位にして、そのまま寝台を頭高位にしながらバリウムを流す。

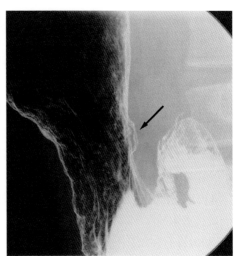

解答（　　　　　　　　）

問161　四大撮影法の名称について、正しいものを選びなさい。
1．基準撮影法
2．二重造影法
3．充盈法
4．圧迫法
〈組み合わせ〉a：すべて　　b：1, 2, 3　　c：1, 2, 4　　d：1, 3, 4　　e：2, 3, 4
解答（　　　　　　　　）

問162　追加撮影において描出すべき情報として、正しいものを選びなさい。
1．病変の大きさ
2．病変の形状
3．病変周囲の情報
4．病変境界の情報
〈組み合わせ〉a：すべて　　b：1, 2, 3　　c：1, 2, 4　　d：1, 3, 4　　e：2, 3, 4
解答（　　　　　　　　）

問 163 対策型検診における撮影法について、誤っているものを選びなさい。
1．背臥位二重造影像の撮影順序は正面位、第1斜位、第2斜位の順である。
2．右側臥位二重造影（上部小彎）では、撮影台の傾斜角度は60～90°とする。
3．鉤状胃の場合は圧迫枕を使わなくてよい。
4．充盈像は含まれていない。
〈組み合わせ〉a：1, 2　　b：1, 5　　c：2, 3　　d：3, 4　　e：4, 5
解答（　　　　　　　　　）

問 164 基準撮影法に関する記述のうち、正しいものを選びなさい。
1．基準撮影法は、手技が簡明で診断に必要な最低限の画質が得られることをコンセプトとしている。
2．基準撮影法1では食道撮影と圧迫撮影は特に必要としない。
3．どのような受診者であっても、頭低位前壁撮影時の逆傾斜角度はマイナス45°まで下げるのが望ましい。
4．追加撮影法は、透視観察中に気づいた所見などをさらに明確に表すために行う撮影法である。
〈組み合わせ〉a：すべて　　b：1, 2, 3　　c：1, 2, 4　　d：1, 3, 4　　e：2, 3, 4
解答（　　　　　　　　　）

問 165 基準撮影法において正しいものを選びなさい。
1．基準撮影では、検査時に鎮痙剤（ブスコパン®などの抗コリン剤やグルカゴン）を使用してはならない。
2．基準撮影法では、一般に高濃度低粘性粉末製剤のバリウムを用いるが、各施設の考えでゾル製剤を用いてもかまわない。
3．基準撮影法に加え、医療機関ないしは撮影者が個々の考えに基づいて採用している撮影法を追加撮影法という。
4．NPO法人日本消化器がん検診精度管理評価機構で提唱する基準撮影法とは撮影体位、撮影順序や体位と体位の間の行程を含むすべてが厳守されたものをいう。
〈組み合わせ〉a：1, 2　　b：1, 2, 4　　c：1, 3, 4　　d：3, 4　　e：4のみ
解答（　　　　　　　　　）

問 166 基準撮影における検査手順として間違っているものを選びなさい。
1．背臥位二重造影正面位では男性で約36％、女性の約65％が胃角正面視できる。
2．腹臥位二重造影正面位の標的部位は体中部から前庭部にかけての前壁である。
3．右側臥位二重造影では標的部位は小彎、大彎を含む噴門部である。
4．腹臥位二重造影を撮影するときは必ず圧迫用フトンを挿入する必要があり、圧迫用フトンの挿入位置は第一腰椎を圧迫用フトン上縁にするとよい。

〈組み合わせ〉 a：1，2　　b：1，2，4　　c：1，3，4　　d：3，4　　e：4のみ
解答（　　　　　　　　）

問 167　図 a、b を見て正しいものを選びなさい。

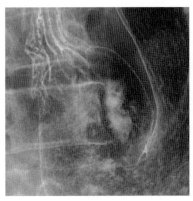
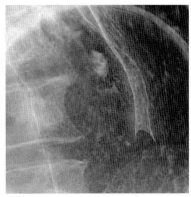

　　　　a　　　　　　　　　　　　　b

1．図 a、b 共に背臥位第 1 斜位での撮影である。
2．図 a は図 b よりやや斜位角度が強い。
3．図 b は図 a よりやや斜位角度が強い。
4．背臥位第 1 斜位は前庭部後壁小彎よりの粘膜面観察に適している。
5．背臥位第 1 斜位は前庭部後壁大彎よりの粘膜面観察に適している。
〈組み合わせ〉 a：1，2，5　　b：1，3，4　　c：2，4　　d：3，5　　e：1，5
解答（　　　　　　　　）

問 168　間違っているものを選びなさい。

1．一般に撮影前半は胃の緊張度が高い。
2．胃体中部前壁の撮影ではバリウム量が多過ぎると描出しにくい。
3．前庭部大彎の病変描出は頭低位第 2 斜位撮影が適している。
4．右回り 3 回転後の画像で、描出不足になりやすいのは前庭部小彎である。
5．横胃の胃型で prepylorus の描出はバリウム多量・空気多量の方が描出しやすい。
〈組み合わせ〉 a：1，2　　b：2，3，4　　c：3，4，5　　d：5のみ　　e：すべて
解答（　　　　　　　　）

問 169　基準撮影法 1 で最初に撮影する体位で、正しいものを選びなさい。

a：背臥位二重造影第 1 斜位　　b：背臥位二重造影正面位　　c：背臥位二重造影第 2 斜位
d：腹臥位二重造影第 2 斜位　　e：腹臥位二重造影正面位
解答（　　　　　　　　）

問170　基準撮影法について正しいものを選びなさい。
1．基準撮影法のコンセプトは「手技が簡明で、診断に必要な最高の画像が得られる。精度管理の基盤となり、成果を期待できる」である。
2．撮影法を対策型と任意型に分け、前者を基準撮影法2とした。
3．基準撮影法は二重造影法を主体に組み立てられた撮影法である。
4．基準撮影法では撮影体位(角度)および透視台の傾斜角度についても定義した。
〈組み合わせ〉a：1, 3, 4　　b：1, 2　　c：3, 4　　d：2, 3　　e：1〜4すべて
解答（　　　　　　　　　）

問171　鉤状胃において次の撮影体位と描出部位の関係で間違っているものを選びなさい。
　　　　　（撮影体位）　　　　　　　　　　　（描出部位）
a：背臥位二重造影第1斜位　　　体部(大彎より)から幽門部(小彎より)の後壁
b：腹臥位二重造影第2斜位　　　体中部(大彎より)から幽門部(小彎より)の前壁
c：右側臥位二重造影　　　　　　噴門部大彎を中心とする前後壁
d：背臥位第2斜位(振り分け)　　体上部を中心とする後壁(小彎より)
e：立位二重造影第1斜位　　　　胃上部大彎を中心とする前後壁
解答（　　　　　　　　　）

問172　追加撮影について、正しいものを選びなさい。
1．病変を見つけたら積極的に追加撮影を行う。
2．被ばく低減のために追加撮影は必要最小限にする。
3．対策型検診撮影法で病変を見つけた場合でも追加撮影は行わない。
4．バリウム流出によるブラインドがないよう撮影した背臥位第1斜位は任意撮影として取り扱う。
〈組み合わせ〉a：すべて　　b：1, 2, 3　　c：1, 2, 4　　d：1, 3, 4　　e：2, 3, 4
解答（　　　　　　　　　）

問173　基準撮影法の撮影体位で観察できる部位が正しいものを選びなさい。
1．背臥位正面位　…………　後壁
2．背臥位第1斜位　………　胃体部大彎
3．背臥位第2斜位　………　胃前庭部大彎
4．右側臥位(胃上部)……　胃体上部小彎
〈組み合わせ〉a：すべて　　b：1, 2, 3　　c：1, 2, 4　　d：1, 3, 4　　e：2, 3, 4
解答（　　　　　　　　　）

問174　圧迫撮影について、正しいものを選びなさい。
1．圧迫筒を使用して腹部を押すことを説明し撮影する。

2．痛みを伴う場合はすぐに申し出るよう説明し撮影を進める。
3．無理な圧迫はしない。
4．痛みが強い場合やバリウムが少な過ぎる場合には撮影しない。
〈組み合わせ〉a：すべて　　b：1, 2, 3　　c：1, 2, 4　　d：1, 3, 4　　e：2, 3, 4
解答（　　　　　　　　　）

問 175　基準撮影法について、背臥位二重造影第2斜位（振り分け）の撮影順位が後半になっている理由で、正しい項目を選びなさい。
1．標的部位が比較的十二指腸に重ならないため。
2．幽門前庭部にバリウムをしっかりと付着させるため。
3．十二指腸へバリウムが流出しやすいため。
4．胃体部小彎から後壁にバリウムを流しながら観察するため。
〈組み合わせ〉a：すべて　　b：1, 2, 3　　c：1, 2, 4　　d：1, 3, 4　　e：2, 3, 4
解答（　　　　　　　　　）

問 176　胃体部大彎の病変を観察する場合、描出されやすい体位変換を選びなさい。
1．食道撮影後、撮影台を水平位にするとき。
2．背臥位二重造影正面位撮影前の3回転するとき。
3．腹臥位二重造影正面位撮影前の頭低位にするとき。
4．立位二重造影第1斜位撮影前の左側臥位にするとき。
〈組み合わせ〉a：すべて　　b：1, 2, 3　　c：1, 2, 4　　d：1, 3, 4　　e：2, 3, 4
解答（　　　　　　　　　）

問 177　牛角胃における前壁の描出について正しいものを選びなさい。
1．背臥位正面において小彎は背側に回り込んでいるため、前壁小彎よりが描出される。
2．腹臥位正面において大彎は腹側に回り込んでいるため、後壁大彎よりが描出される。
3．背臥位第2斜位では背臥位正面よりも広く前壁小彎よりが描出される。
4．前庭部〜幽門前部は背側への屈曲があり前壁は正面視しやすい。
〈組み合わせ〉a：すべて　　b：1, 2, 3　　c：1, 2, 4　　d：1, 3, 4　　e：2, 3, 4
解答（　　　　　　　　　）

問 178　"体位変換の目的"について正しいものを選びなさい。
1．粘膜面の残渣を洗い、造影剤をよく付着させる手技である。
2．陥凹部に溜まらせ突出部でははじかせるなど、透視観察をしながら粘膜面の異常発見に努めなければいけない。
3．胃角から噴門にかけての小彎近傍は病変の好発部位であるため、バリウムの流れに注意しなければいけない。

4．体位変換時にバリウム斑を認めた場合、陥凹所見なのか偶然の付着なのかを見極めるために、再度右下回転法を実施する。

〈組み合わせ〉a：すべて　　b：1, 2, 3　　c：1, 2, 4　　d：1, 3, 4　　e：2, 3, 4

解答（　　　　　　　　　）

問179　以下は基準撮影法における、振り分け撮影（背臥位第2斜位）の説明である。誤っているものを選びなさい。

a：バリウムが噴門直下の小彎側から後壁側に流れるようにする。
b：背臥位から一度左側臥位とし、その後第2斜位とする。
c：標的部位は体上部を中心とする後壁（小彎より）である。
d：右側臥位から第2斜位にして撮影する。
e：基準撮影法1と基準撮影法2では、撮影される振り分け像（背臥位第2斜位）は同じである。

解答（　　　　　　　　　）

問180　撮影時の体位変換について、誤っている組み合わせを選びなさい。

1．基準撮影法では、胃部撮影前に背臥位から右回り360°で2回転することにより胃全体の粘液を洗い流し、造影効果が向上する。
2．十二指腸へのバリウムの流出を防ぐために、右回り360°の回転を行う際は寝台を約30°立てて体位変換を行う。
3．大彎の造影効果が不足している場合は、背臥位→右側臥位→背臥位の体位変換が効果的である。
4．腹臥位での前壁撮影は、体型および胃の形を考慮して必要な際は適宜、圧迫用フトンを使用して撮影する。

〈組み合わせ〉a：すべて　　b：1, 2, 3　　c：1, 2, 4　　d：1, 3, 4　　e：2, 3, 4

解答（　　　　　　　　　）

問181　腹臥位二重造影像について、正しいものを選びなさい。

1．腹臥位二重造影像正面位の標的部位は胃体上部から幽門部後壁である。
2．腹臥位二重造影像は、背臥位撮影後右回りで腹臥位とする。
3．透視台を約45°起こし、圧迫用フトンを心窩部から左季肋部に敷いて撮影する。
4．逆傾斜の際には第2斜位とし、幽門前庭部のバリウムを除去したのち撮影を行う。

〈組み合わせ〉a：すべて　　b：1, 2, 3　　c：1, 2, 4　　d：1, 3, 4　　e：2, 3, 4

解答（　　　　　　　　　）

問182　基準撮影法の各撮影体位において正しいものを選びなさい。

1．背臥位正面位では、からだの正面で撮影する。

2．右側臥位では、半臥位で撮影する。
3．腹臥位の撮影では原則、圧迫用フトンを使用する。
4．腹臥位二重造影第1斜位では、後壁側が現れる程度の第1斜位で撮影する。
〈組み合わせ〉a：すべて　　b：1, 2, 3　　c：1, 2, 4　　d：1, 3, 4　　e：2, 3, 4
解答（　　　　　　　　　）

問183　追加撮影において正しいものを選びなさい。
1．病変の存在を確認した場合、可能な限り追加撮影を行う。
2．二重造影法第Ⅰ法は、バリウムを粘膜面に付着させる方法である。
3．二重造影法第Ⅱ法は、粘膜面にバリウムを漂わせ凹凸を表す方法である。
4．陥凹性の病変では、陥凹面だけではなく周囲のひだや粘膜の状態も描出する。
〈組み合わせ〉a：すべて　　b：1, 2, 3　　c：1, 2, 4　　d：1, 3, 4　　e：2, 3, 4
解答（　　　　　　　　　）

問184　瀑状胃の撮影において、寝台水平位にて右回り3回転（360°の回転変換）を実施したが、背臥位正面位透視像にて胃辺縁にバリウムの付着不足の箇所があった。最も考えられる部位を選びなさい（発泡剤5 g、バリウム150 mL飲用後）。
a：胃角部後壁　　b：胃体上部前壁　　c：前庭部後壁　　d：胃体中部後壁
解答（　　　　　　　　　）

問185　二重造影法の撮影方法について正しいものを選びなさい。
1．二重造影法第Ⅰ法では描出可能範囲に一様に造影剤が付着していることが重要であるため、ゆっくりとした小さな動きのローリングが必要である。
2．二重造影法第Ⅰ法では胃小区が明瞭に表現されていることが要求される。
3．二重造影法第Ⅱ法は追加撮影に用いられることが多い。
4．二重造影法第Ⅱ法は病変に薄くバリウムを流すことによって、高低差を表現する。
〈組み合わせ〉a：すべて　　b：1, 2, 3　　c：1, 2, 4　　d：1, 3, 4　　e：2, 3, 4
解答（　　　　　　　　　）

5 装置管理・画像管理ほか

問 186 撮影画像に影響を与える因子で考えられる項目を選びなさい。
1. 撮影装置の機種
2. 日常システム点検（マイクなどのチェックなど）
3. 発泡剤を水で飲用した場合とバリウムで飲用した場合
4. 服用するバリウムの量・濃度

〈組み合わせ〉a：すべて　　b：1, 2, 3　　c：1, 2, 4　　d：1, 3, 4　　e：2, 3, 4
解答（　　　　　　　　）

問 187 デジタル装置について、誤っているものを選びなさい。
1. デジタル装置の利点として、被ばくの軽減、連続撮影、画像処理、リアルタイム画像表示、デジタル保存などが挙げられる。
2. DR の空間分解能は CFSS と同等かやや低い。
3. DR は FPD、CFSS に比べダイナミックレンジが狭い。
4. FPD では I.I. に経年劣化があるため定期的な管理が必要である。
5. FPD では低濃度域であっても CFSS と同等の S/N 比が得られる。

〈組み合わせ〉a：1, 2　　b：1, 5　　c：2, 3　　d：3, 4　　e：4, 5
解答（　　　　　　　　）

問 188 画像精度指標の基本項目として正しいものを選びなさい。
1. 濃度
2. コントラスト
3. 鮮鋭度
4. 粒状度

〈組み合わせ〉a：すべて　　b：1, 2, 3　　c：1, 2, 4　　d：1, 3, 4　　e：2, 3, 4
解答（　　　　　　　　）

問 189 X線管の陰極フィラメントについて、間違っているものを選びなさい。
1. 管電圧が 80 Kv のとき、陰極フィラメント自体には 40 Kv の電圧がかかっている。
2. 管電流と照射時間が同一のとき、管電圧が 80 Kv よりも 40 Kv の方が陰極フィラメントが切れやすい。
3. 管電流と照射時間が同一のとき、管電圧が 40 Kv よりも 80 Kv の方が陰極フィラメントが切れやすい。
4. 通常、実効焦点の大きさよりも陰極フィラメントの方が小さい。
5. 陰極フィラメントの形は螺旋状である。

〈組み合わせ〉 a：1, 2, 4　　b：1, 3, 4　　c：1, 3, 5　　d：1, 2, 5　　e：2, 4, 5
解答（　　　　　　　　）

問 190　X線管装置について正しいものはどれか。
a：空間電荷電流は電極間距離の2乗に比例する。
b：X線の線質は陰極側より陽極側の方が硬い。
c：ターゲット角度は実効焦点と基準軸とがなす角度である。
d：実効焦点面積は実焦点面積より大きい。
e：実効焦点を基準にした場合、ターゲット角度が小さいほど実焦点の面積は小さくなる。
解答（　　　　　　　　）

問 191　X線管装置について誤っているものはどれか。
a：X線発生効率はターゲットの原子番号が低いものがよい。
b：回転陽極X線管の陽極の回転は普通回転で3,000回転、高速回転で9,000回転ぐらいである。
c：ターゲットの素材は融点が高く、熱伝導率が高いものがよい。
d：ターゲットの素材にタングステンやモリブデンが用いられる。
e：絶縁油の役割に、X線管内で発生する熱を容器表面に伝える働きがある。
解答（　　　　　　　　）

問 192　X線管球にフィルターを挿入することで、X線ビームから取り除かれるのはどれか。
a：焦点外X線　　　b：高エネルギー成分　　　c：漏洩X線
d：散乱線　　　　e：低エネルギー成分
解答（　　　　　　　　）

問 193　焦点外X線について正しいものはどれか。
a：焦点近傍で最も少ない。
b：線質は焦点近傍ほど軟質になる。
c：X線写真にはあまり影響はない。
d：低管電圧ほど多く発生する。
e：焦点外X線の除去に、X線可動絞りの奥羽根はあまり有効ではない。
解答（　　　　　　　　）

問 194　散乱線除去用グリッドについて正しいものはどれか。
a：グリッド比は直線グリッドの中心部における鉛箔の厚さに対する鉛箔の高さの比である。
b：平行グリッドが現在多く用いられている。

c：グリッド比が大きいほど、散乱線除去効率は低い。
d：グリッド密度は、直線グリッドの中心部における 1 cm あたりの鉛箔の数をいう。
e：グリッド比が大きいほど、露出倍数は小さくなる。
解答（　　　　　　　　　）

問 195 散乱線除去について正しい組み合わせはどれか。組み合わせを番号で選びなさい。

1．グリッドを使用する。
2．照射野を絞って撮影する。
3．被写体の原子番号と発生する散乱 X 線量は、あまり関係がない。
4．高管電圧で撮影する。
5．被写体－フィルム間距離を離して撮影する。
〈組み合わせ〉　a：1, 2, 3　　b：1, 2, 5　　c：1, 4, 5　　d：2, 3, 4　　e：3, 4, 5
解答（　　　　　　　　　）

問 196 散乱線除去用グリッドの使用について誤っているものはどれか。組み合わせを番号で選びなさい。

1．コントラストが改善する。
2．管電圧との相関はない。
3．グリッド密度が大きいほど、鉛箔の陰影が目立つ。
4．被写体が厚くなると使用する。
5．被ばく線量に影響してくる。
〈組み合わせ〉　a：1, 2　　b：2, 3　　c：3, 4　　d：4, 5　　e：1, 5
解答（　　　　　　　　　）

問 197 医用 X 線装置の不変性試験項目に該当しないものはどれか。

a：X 線出力　　　　b：高コントラスト解像度　　　　c：焦点受像器間距離
d：漏れ電流　　　　e：画像濃度
解答（　　　　　　　　　）

問 198 医用 X 線装置の性能・安全基準で誤っているものはどれか。

a：管電圧の許容差 ±10％以内
b：管電流の許容差 ±20％以内
c：患者入射線量の通常透視 50 mGy/min
d：患者入射線量の高線量率透視 150 mGy/min
e：X 線透視は積算時間が 5 分に至るまで警告なしで行える。
解答（　　　　　　　　　）

5. 装置管理・画像管理ほか

問 199 JIS で定められている診断用 X 線装置について正しいものはどれか。

a：すべての X 線管装置において、漏れ放射線が 0.25 mGy/h 以下を超えてはならない。
b：すべての X 線装置において、総濾過が 2.5 mmAl 以上であること。
c：連続して 10 分透視を行った場合でも、自動的に停止しない。
d：被写体厚一定で管電圧変化に対する濃度変化が 0.20 以内である。
e：自動露出制御装置システムの X 線出力安定性試験は、水またはアクリルファントムを使用する。

解答（　　　　　　　）

問 200 高電圧発生装置の説明で誤っているものはどれか。組み合わせを番号で選びなさい。

1．トランス式には、単相整流と三相整流がある。
2．インバータ式は、単位時間あたりの X 線量が最も少なく効率がよい。
3．コンデンサ式は電源設備に左右される。
4．インバータ式は電源設備の投資が少なく、小型である。
5．トランス式・コンデンサ式・インバータ式がある。

〈組み合わせ〉　a：1, 2　　b：2, 3　　c：3, 4　　d：4, 5　　e：1, 5

解答（　　　　　　　）

問 201 コンデンサ式 X 線装置について誤っているものはどれか。

a：最大管電流は、X 線管の許容負荷によって決まる。
b：X 線出力は管電流に影響される。
c：電源インピーダンスが小さいほど、短時間撮影が可能である。
d：X 線出力は、電源電圧の変動に左右されない。
e：mAs 値は、コンデンサ容量および充電電圧と波尾切断電圧の精度によって決まる。

解答（　　　　　　　）

問 202 インバータ方式 X 線発生装置について構成部品でないものはどれか。

a：AC/DC コンバータ　　b：高圧トランス　　c：コンデンサ
d：DC/AC コンバータ　　e：整流器

解答（　　　　　　　）

問 203 インバータ方式 X 線発生装置について誤っているものはどれか。

a：交流電源をまず整流器で整流して、直流として用いる。
b：コンデンサを用いる。
c：電源電圧の変動により、X 線出力が影響を受けやすい。
d：インバータとは、周波数変換器のことである。
e：単位時間あたり高出力の X 線が得られる。

解答（　　　　　　　　　）

問204　インバータについて誤っているものはどれか。
a：電流可変型と周波数可変型がある。
b：インバータ周波数を高くすると、出力電圧の脈動率は大きくなる。
c：インバータ方式の電源は、単相または三相のどちらでもよい。
d：管電圧の立ちあがり時間が短く、曝射時間を高い精度で制御できる。
e：電源周期、電源位相に関係なくX線を遮断できる。
解答（　　　　　　　　　）

問205　自動露出制御装置について誤っているものはどれか。組み合わせを番号で選びなさい。
1．線質の変化は、写真濃度に影響される。
2．応答時間特性は、被写体圧に影響されない。
3．被写体が厚くなると、写真濃度は低くなる。
4．バックアップタイマーは最短時間を設定する。
5．管電圧特性は、X線の検出方法に関係する。
〈組み合わせ〉a：1, 2　　b：1, 5　　c：2, 4　　d：3, 5　　e：4, 5
解答（　　　　　　　　　）

問206　自動露出制御装置の説明で正しいものはどれか。組み合わせを番号で選びなさい。
1．透視管電圧の調整は、オートトランスによって調整している。
2．フォトタイマーと透過光量による自動制御である。
3．自動露出制御装置は、消化管集団検診には不向きである。
4．光電子増倍管の位置は、被検者を通過したX線の採光装置の位置によって左右されない。
5．管電流の調整は、フィラメント加熱電圧を半導体素子を用いて調整する。
〈組み合わせ〉a：1, 2, 3　　b：2, 3, 4　　c：3, 4, 5　　d：1, 3, 4　　e：1, 2, 5
解答（　　　　　　　　　）

問207　フォトタイマーの種類と特徴で正しいものはどれか。
a：電離層……………………主として消化管撮影用。
b：アクリル導光式……………採光部の形状と感度を自在に決定できない。
c：フォトマルチプライヤ式……充盈像の露出アンダーになる傾向がある。
d：フォトマルチプライヤ式……透視の自動輝度と撮影の自動露出が併用できる。
e：アクリル導光式……………不安定である。
解答（　　　　　　　　　）

5. 装置管理・画像管理ほか

問 208 I.I. 装置について誤っているものはどれか。
a：入力蛍光面には CsI：Na を用いる。
b：出力蛍光面には ZnCds：Ag を用いる。
c：ガラス I.I. よりも、メタル I.I. の方が解像度がよい。
d：入力蛍光面の厚みを増すと、解像力も上がる。
e：出力蛍光面の輝度は、（像の拡大率の逆数）^{2}×（陽極電圧）に比例する。
解答（　　　　　　　　　　）

問 209 I.I. 装置について正しいものはどれか。
a：出力輝度は、視野が小さいほど明るい。
b：入力視野が大きいほど、解像力は高い。
c：可変視野管は、加速電極の電流を変化させて視野を制御する。
d：I.I. の入力視野が大きいほど、線量は増加する。
e：変換係数は、入射 X 線量に対する出力輝度の比で求められる。
解答（　　　　　　　　　　）

問 210 I.I. 装置について誤っているものはどれか。
a：CsI は、立方体結晶で大きくすることで感度を上げられる。
b：出力蛍光面の輝度は、入力蛍光面の輝度の数千倍になる。
c：I.I. の劣化により、輝度やコントラストが低下し像の歪みも大きくなる。
d：I.I. の性能には、解像力・コントラスト・検出効率・変換係数が関係する。
e：I.I. の解像度は、中心部と周辺部では異なる。
解答（　　　　　　　　　　）

問 211 間接撮影装置について誤っているものはどれか。
a：間接フィルムは、両面乳剤塗布である。
b：間接フィルムは、オルソタイプの乳剤である。
c：間接撮影装置には映像分配器が必要である。
d：間接フィルムには、反射防止層が必要である。
e：間接ロールフィルムは、100 mm のものが主流である。
解答（　　　　　　　　　　）

問 212 オーバーチューブ方式とアンダーチューブ方式の特徴で誤っているものはどれか。組み合わせを番号で選びなさい。
1．オーバーチューブ方式……操作性がよい。
2．オーバーチューブ方式……圧迫感あり。
3．アンダーチューブ方式……鮮鋭度が悪い。

4．アンダーチューブ方式……拡大率が小さい。
5．アンダーチューブ方式……近接撮影時の検者被ばくが少ない。
〈組み合わせ〉 a：1, 2　　b：2, 3　　c：3, 4　　d：4, 5　　e：1, 5
解答（　　　　　　　　　）

問 213　次のうち JIS 規格で定められていない、I.I. の性能評価はどれか。
a：コントラスト比　　　b：量子検出効率（DQE）　　　c：雑音等価量子数（NEQ）
d：入力面視野寸法　　　e：解像度
解答（　　　　　　　　　）

問 214　CCD カメラについて、誤っているものはどれか。
a：小型・軽量である。
b：地磁気の影響を受ける。
c：像の歪みが少ない。
d：強い光で焼きつきがない。
e：残像が少ない。
解答（　　　　　　　　　）

問 215　FPD 装置について正しいものはどれか。
a：間接変換方式では、素子間の感度補正が不要である。
b：間接変換方式は、直接変換方式よりも解像力特性が劣る。
c：直接変換方式では、薄膜トランジスタの前面にフォトダイオード層がある。
d：直接変換方式では、アモルファスシリコンを用いる。
e：直接変換方式は、温度変化の影響を受けない。
解答（　　　　　　　　　）

問 216　FPD 装置について誤っているものはどれか。
a：動画に使用できる。
b：パルス透視が可能である。
c：検出器の素子サイズは、10 μm 程度である。
d：入射 X 線量のダイナミックレンジは、I.I. 装置よりも広い。
e：素子間の感度補正（キャリブレーション）が必要である。
解答（　　　　　　　　　）

問 217　FPD 装置の構成品でないものはどれか。
a：アモルファスセレン　　　b：CsI　　　c：アモルファスシリコン
d：フォーカス電極　　　　　e：薄膜トランジスタ

5．装置管理・画像管理ほか

解答（　　　　　　　　　）

問218　I.I.-DR と比較して FPD が優れている点で、誤っているものはどれか。
 a：周辺部における歪みがない。
 b：経年劣化が少ない。
 c：ダイナミックレンジが広い。
 d：DQE が優れている。
 e：透視線量が非常に少なくて済む。
解答（　　　　　　　　　）

問219　鮮鋭度に、最も影響が少ないのはどれか。
 a：撮影距離　　　b：撮影時間　　　c：増感紙　　　d：X 線管焦点　　　e：管電流
解答（　　　　　　　　　）

問220　画像評価法の説明で正しいものはどれか。組み合わせを番号で選びなさい。
 1．コントラストの違いは、空間周波数成分の違いである。
 2．解像度の評価法には MTF を使う。
 3．粒状性・ノイズ特性は、量子検出効率に依存する。
 4．X 線量子数が増えるほど画像ノイズは増える。
 5．解像度が高くなるとノイズは減る。
 〈組み合わせ〉a：1, 2　　b：2, 3　　c：3, 4　　d：4, 5　　e：1, 5
解答（　　　　　　　　　）

問221　コントラストを左右する因子として、影響が少ない因子は次のうちどれか。組み合わせを番号で選びなさい。
 1．管電圧
 2．管電流
 3．被写体厚
 4．焦点サイズ
 5．照射野
 〈組み合わせ〉a：1, 2　　b：1, 5　　c：2, 4　　d：3, 5　　e：4, 5
解答（　　　　　　　　　）

問222　鮮鋭度に影響する因子として、誤っているものはどれか。
 a：焦点サイズ　　　　　　　　b：X 線量子の統計的ゆらぎ　　　c：増感紙の構造
 d：増感紙とフィルムの圧着　　e：撮影距離
解答（　　　　　　　　　）

問 223 撮影像の解像度に影響を与える因子として正しいものはどれか。組み合わせを番号で選びなさい。

1. 撮影距離……………… 長いほどよい。
2. 増感紙・フィルム…… 粒状性が細かいほどよい。
3. X線焦点サイズ……… 小さいほどよい。
4. I. I. ………………… 歪みの大きいものほどよい。
5. TVモニタ …………… 走査線、画素数の少ないものほどよい。

〈組み合わせ〉 a：1, 2, 3 b：2, 3, 4 c：1, 2, 4, 5 d：1, 2, 3, 4
　　　　　　　e：2, 3, 4, 5

解答（　　　　　　　　　）

問 224 粒状性について正しいものはどれか。

a：RMS粒状度は空間周波数ごとのノイズがわかる。
b：ウィナースペクトルの値が小さいほど、粒状性は劣っている。
c：RMS粒状度は、フィルムのばらつきを標準偏差で表す。
d：X線の量子モトルに依存しない。
e：粒状性は構造モトルに依存しない。

解答（　　　　　　　　　）

問 225 次のうち正しいものはどれか。

a：デジタルMTFは、エリアシングの影響を含んでいる。
b：検出器のMTFが悪くても、オーバーオールMTFは悪くならない。
c：アナログにおける特性曲線は、縦軸にピクセル値、横軸に相対線量の対数値で示す。
d：デジタルの特性曲線の評価は、ブートストラップ法が簡便で最もよく用いられている。
e：DR装置のMTFの評価は、周波数処理が不可欠である。

解答（　　　　　　　　　）

問 226 オーバーオールMTFを低下させるものはどれか。

a：X線管焦点サイズが小焦点。
b：焦点被写体間距離が大きい。
c：増感紙の蛍光体が小さい。
d：蠕動運動が少ない。
e：CRTモニタで表示する。

解答（　　　　　　　　　）

5. 装置管理・画像管理ほか

問 227 量子検出効率（DQE）と雑音等価量子数（NEQ）との関係を表す式はどれか。ただし、q は単位面積あたりの撮影システムに入射した X 線量子数とする。

a：DQE = q/NEQ　　b：DQE = q×NEQ^2　　c：DQE = q×NEQ
d：DQE = q×NEQ^2　　e：DQE = NEQ/q

解答（　　　　　　　）

問 228 DQE の算出に用いないものはどれか。

a：プリサンプリング MTF　　b：デジタルウィナースペクトル　　c：ROC 曲線
d：デジタル特性曲線　　e：入射 X 線量子数

解答（　　　　　　　）

問 229 デジタル画像について正しいものはどれか。

a：量子化の後、標本化が行われる。
b：濃度分解能は、量子化レベルで決まらない。
c：標本化間隔が大きいほど、空間分解能はよい。
d：標本化間隔がアパーチャサイズより小さければ、雑音特性はよくなる。
e：標本化間隔は、ナイキスト周波数によっては決まらない。

解答（　　　　　　　）

問 230 デジタル画像について誤っているものはどれか。

a：データ量は、横の画素数×縦の画素数×階調数で計算できる。
b：画質は、撮影線量に依存する。
c：デジタル化は、A/D 変換器で行われる。
d：ナイキスト周波数は、標本化間隔に依存する。
e：解像度は、ピクセルサイズが大きくなるとよくなる。

解答（　　　　　　　）

問 231 サンプリング間隔 50 μm で標本化が行われたとき、デジタル画像で表現できる最高の空間周波数（cycle/mm）はどれか。

a：0.5　　b：1　　c：5　　d：10　　e：50

解答（　　　　　　　）

問 232 二次元デジタル画像について正しいものはどれか。

a：標本化数を増すと空間分解能が悪くなる。
b：量子化レベル数が小さい画像は、濃度分解能が悪い。
c：標本化定理を満足しない間隔で標本化すると、エリアシングが発生する。
d：画像の最高周波数が 2.0 cycles/mm のとき、標本化間隔は 2.0 mm である。

e：標本化数が 64、量子化レベル数が 10 ビットの画像のデータ量は 32,768 バイトである。

解答（　　　　　　　　）

問 233　画像表示モニタ診断の読影環境において、誤っているものはどれか。
a：モニタは、ブラウン管（CRT）と液晶ディスプレイ（LCD）に大別できる。
b：CRT はコントラストが高いものの寿命が短い。
c：LCD は省スペース、省電力で寿命も長い。
d：カラーの LCD は、白黒の LCD に比して最高輝度が高い。
e：液晶ディスプレイは歪みがない。

解答（　　　　　　　　）

問 234　モニタの規格とマトリックス数が誤っているものはどれか。
a：SVGA ……… 800×600
b：SXGA ……… 1,280×900
c：UXGA ……… 1,600×1,200
d：QXGA ……… 2,048×1,536
e：QSXGA …… 2,560×2,048

解答（　　　　　　　　）

問 235　伝送速度が 2 Gbps のネットワークで 200 Mbyte の医療画像を伝送するとき、伝送時間(秒)は約いくらか。
a：0.1　　　b：0.2　　　c：0.4　　　d：0.8　　　e：1.6

解答（　　　　　　　　）

問 236　次のうち正しいものはどれか。組み合わせを番号で選びなさい。
1．病院情報システム……… HL7
2．トロイの木馬…………… DICOM
3．物流システム…………… SSL
4．セキュリティシステム… HIS
5．放射線情報システム…… RIS
〈組み合わせ〉a：1, 2　　b：2, 3　　c：3, 4　　d：4, 5　　e：1, 5

解答（　　　　　　　　）

問 237　次のうち正しいものはどれか。組み合わせを番号で選びなさい。
1．PACS は動画像を扱うことはできない。
2．RIS は医療画像と通信との、世界標準規格である。
3．HIS は、画像情報交換のための規格である。

4．MWM サービスは、オーダー情報の医療機器への伝達標準規格である。
5．オーダーエントリシステムでは、情報発生源入力が行われる。
〈組み合わせ〉a：1, 2　　b：2, 3　　c：3, 4　　d：4, 5　　e：1, 5
解答（　　　　　　　　）

問 238　次のうち誤っているものはどれか。
a：DICOM 規格は、医療画像とその通信の世界標準規格である。
b：IHE が定める PDI は、画像データの外部保存用統合プロファイルである。
c：HL7 は医用画像交換のための標準規格である。
d：ICD は国際疾病分類と呼ばれる。
e：DPC とは、包括医療支払い制度方式のことをいう。
解答（　　　　　　　　）

問 239　陽性造影剤に必要とされる条件について誤っているものはどれか。
a：X 線吸収率ができる限り高いこと。
b：化学的に安定であること。
c：水溶性で吸収されやすいこと。
d：人体に対して無害であること。
e：検査後迅速に人体より排出されるか除去し得るもの。
解答（　　　　　　　　）

問 240　画像評価と被ばくは相関関係にあるが、関連する要因について正しいものを選びなさい。
1．造影剤濃度
2．パルス透視などの X 線制御システム
3．管電圧
4．付加フィルター
5．グリッド
〈組み合わせ〉a：すべて　　b：1, 2, 3, 5　　c：1, 2, 4, 5　　d：1, 3, 4　　e：2, 3, 4
解答（　　　　　　　　）

6 造影剤・発泡剤ほか

問241 造影剤（バリウム）について間違っているものを選びなさい。
1．硫酸バリウム自体に毒性はないので、副作用に注意を払う必要はない。
2．バリウムは透視下で黒く見えるので陰性造影剤である。
3．バリウム懸濁液は残ったものは翌日使用してもまったく問題はない。
4．発泡剤が発泡を完了する時間は、バリウムで飲用した場合と水で飲用した場合では大きく異なる。
〈組み合わせ〉a：すべて　　b：1, 2, 3　　c：1, 2, 4　　d：1, 3, 4　　e：2, 3, 4
解答（　　　　　　　　）

問242 造影剤（バリウム）に関する説明について正しいものを選びなさい。
1．問診で胃・十二指腸潰瘍、憩室炎、腸管憩室などの既往があった場合は、慎重投与とされる対象となる。
2．高齢者は特に誤嚥に注意し、少量ずつゆっくり飲ませる。最初の一口には特に注意し、誤嚥を確認したら直ちに検査を中止し、しかるべき処置を行う。
3．バリウム製剤の成分は、硫酸バリウム（$BaSO_4$）100％である。
4．付着に影響を与える因子としては、バリウムの物性、胃液、発泡剤、消泡剤、入れ歯安定剤、体位変換などである。
〈組み合わせ〉a：すべて　　b：1, 2, 3　　c：1, 2, 4　　d：1, 3, 4　　e：2, 3, 4
解答（　　　　　　　　）

問243 造影剤について間違っているものを選びなさい。
1．バリウムの粘度は温度にかかわらずに一定である。
2．高濃度バリウムを用いるだけで、画質は安定する。
3．製剤に含まれる添加物は、画質に影響しない。
4．バリウム製剤は体内に吸収されないので、副作用は発生しない
〈組み合わせ〉a：すべて　　b：1, 2, 3　　c：1, 2, 4　　d：1, 3, 4　　e：2, 3, 4
解答（　　　　　　　　）

問244 バリウムの性質について誤っているものはどれか。組み合わせを番号で選びなさい。
1．化学式は$BaSO_3$である。
2．白色の粉末で水溶性である。
3．酸により分解される。
4．無臭である。
〈組み合わせ〉a：1, 2, 3　　b：1, 2, 4　　c：2, 3, 4　　d：4のみ　　e：1〜4すべて

解答（　　　　　　　　）

問245　硫酸バリウムに望まれる特性について誤っているものはどれか。
a：X線吸収度が高く、描出画像のコントラストが大きい。
b：粘度が低く、胃内での流動性、拡散性がよい。
c：耐酸性は特に画質に寄与しない。
d：胃小区の描出に優れる。
e：発泡剤、消泡液との相性がよい。
解答（　　　　　　　　）

問246　バリウムについて誤っているものはどれか。組み合わせを番号で選びなさい。
1．バリウムの化学式は $BaSO_4$ である。
2．バリウムの分子量は 233.39 である。
3．白色の粉末で、臭いおよび味はない。
4．バリウム製剤には添加剤は含まれない。
5．添加剤は流動性に影響を与えない。
〈組み合わせ〉　a：1, 2　　b：1, 3　　c：2, 3　　d：2, 4　　e：4, 5
解答（　　　　　　　　）

問247　硫酸バリウムについて正しいものはどれか。組み合わせを番号で選びなさい。
1．バリウムの原子量は 56 である。
2．酸やアルカリにまったく溶けない。
3．結晶系は斜方晶・板状・柱状晶である。
4．水に難溶である。
5．無味無臭である。
〈組み合わせ〉　a：1, 2　　b：1, 3, 4　　c：3, 4, 5　　d：5のみ　　e：1〜5すべて
解答（　　　　　　　　）

問248　硫酸バリウムについて誤っているものはどれか。組み合わせを番号で選びなさい。
a：消化管穿孔の患者に対する使用は禁忌である。
b：消化管出血の患者には、注意して使用する。
c：アナフィラキシーショックは 30 秒以内に必ず発症するケースがある。
d：バリウムの飲用による消化管穿孔を防止するためには、下剤の投与が重要である。
e：過敏症に対する過去歴を問診時に確認し、未然に副作用を防止する。
解答（　　　　　　　　）

問249　高濃度バリウム製剤について誤っているものはどれか。
a：最大の特徴は粗粒子による高濃度低粘度化によるコントラストの向上である。
b：粗粒子は微粒子に比べて、比表面積が大きい。
c：低粘性により飲みやすいので、誤嚥に注意する。
d：高濃度により量が減少し、本来の目的とした充盈像の撮影は難しい。
e：特に高齢者については誤嚥に対して注意が必要である。
解答（　　　　　　　　）

問250　バリウムについて誤っているものはどれか。組み合わせを番号で選びなさい。
1．一般に粒子が小さくなるほど、付着力は大きく働く。
2．分散粒子が小さくなれば体積比表面積が大きくなり粒子同士の相互作用が増大するため、粘性は高くなる。
3．分布粒子が小さく均一化していると、粘度が増大する。
4．分布粒子の範囲が広い場合は、粘度が増加する。
〈組み合わせ〉　a：1, 2　　b：1, 2, 4　　c：2, 3, 4　　d：3, 4　　e：4のみ
解答（　　　　　　　　）

問251　硫酸バリウム造影剤についての説明で正しいものはどれか。
a：バリウム懸濁液の調整には、蒸留水を使用しなければいけない。
b：バリウム懸濁液の濃度が同じならば流動性は不変である。
c：バリウム懸濁液の粘度は温度により変化する。
d：バリウム懸濁液の流動性は添加される薬剤では変化しない。
e：バリウム懸濁液は陰性造影剤である。
解答（　　　　　　　　）

問252　硫酸バリウム造影剤について誤っているものはどれか。組み合わせを番号で選びなさい。
1．バリウム懸濁液の分散系はエマルジョンである。
2．硫酸バリウム造影剤によりアレルギー症状を起こす場合がある。
3．硫酸バリウム造影剤の温度が低いと粘度は下がる。
4．硫酸バリウム造影剤の一部は腎臓からも排泄される。
5．硫酸バリウムは化学的には無害である。
〈組み合わせ〉　a：1, 2　　b：1, 3, 4　　c：3, 4, 5　　d：5のみ　　e：1〜5すべて
解答（　　　　　　　　）

6．造影剤・発泡剤ほか

問 253 200 w/v% 100 mL 中に硫酸バリウムを 200 g 含有している。添加水量で正しいものはどれか。バリウムの比重は 4.5 とする。

a：36 mL　　b：46 mL　　c：56 mL　　d：66 mL　　e：76 mL

解答（　　　　　　　）

問 254 バリウム懸濁液の粘稠度について誤っているものはどれか。組み合わせを番号で選びなさい。

1．粒子が大きいほど粘稠度は下がる。
2．温度が低いほど粘稠度は下がる。
3．粒子径の分布は、粘稠度に影響しない。
4．温度が上がるほど粘稠度は増す。
5．微量の添加剤により大きく粘稠度が変わることがある。

〈組み合わせ〉　a：1, 2, 3　　b：1, 2, 4　　c：2, 3, 4　　d：2, 4, 5　　e：3, 4, 5

解答（　　　　　　　）

問 255 バリウム懸濁液について誤っているものはどれか。組み合わせを番号で選びなさい。

1．気泡の混入を防ぐためにできるだけかき混ぜたり振ったりしない。
2．冷やした方が飲みやすく流動性もよい。
3．10℃の温度差は、10 w/v%の濃度差に等しい。
4．冷凍することで長期保存ができる。

〈組み合わせ〉　a：1, 2, 3　　b：1, 2, 4　　c：2, 3, 4　　d：4のみ　　e：1～4すべて

解答（　　　　　　　）

問 256 バリウムの造影効果に影響を与える因子で誤っているものはどれか。

a：体位変換　　b：粘度　　c：粘液　　d：粒子分布　　e：濃度

解答（　　　　　　　）

問 257 発泡剤の服用について正しいものはどれか。組み合わせを番号で選びなさい。

1．発泡剤から発生する炭酸ガスにより、内圧が上昇し、一過性の血圧低下を起こすことがある。
2．消化管に炎症・出血の疑いがある場合には症状を増悪させる場合がある。
3．バリウムより水で服用した方が発泡時間は短くなる。
4．消化管に穿孔のある人には使用禁忌とする。
5．服用するバリウムや水の量によっても発泡時間は変化する。

〈組み合わせ〉　a：1, 2　　b：1, 3, 4　　c：3, 4, 5　　d：5のみ　　e：1～5すべて

解答（　　　　　　　）

問258　発泡剤について正しいものはどれか。
a：発泡剤は胃液の分泌を抑制する作用がある。
b：発泡剤により、バリウムの付着が向上する。
c：発泡剤は胃の中に酸素を発生させる。
d：炭酸水素ナトリウムと酒石酸の配合により発生する気体の量が変化する。
e：発泡剤は少量の水分では気体を発生させる反応は起きない。
解答（　　　　　　　）

問259　発泡剤について正しいものはどれか。組み合わせを番号で選びなさい。
1．1gの発泡剤で約140 mLの炭酸ガスを発生できる。
2．炭酸水素ナトリウムと酒石酸の化学反応を利用している。
3．発泡剤は炭酸ガスと酸素を発生させる。
4．炭酸水素ナトリウムは易溶性だが、酒石酸は難溶性である。
5．炭酸水素ナトリウムは胃内のphを変化させない。
〈組み合わせ〉　a：1, 2　　b：1, 3, 4　　c：3, 4, 5　　d：5のみ　　e：1〜5すべて
解答（　　　　　　　）

問260　発泡剤に関することで正しいものはどれか。組み合わせを番号で選びなさい。
1．1gあたり500 ccの空気が得られる。
2．急激な発泡は頭痛を引き起こす。
3．バリウムで飲んだ場合は、水に比べて長時間発泡する。
4．発泡剤はシリコンの皮膜で被われている。
5．発泡剤の主成分は炭酸水素ナトリウムと酒石酸である。
〈組み合わせ〉　a：1, 2, 3　　b：2, 3, 4　　c：3, 4　　d：3のみ　　e：1〜5すべて
解答（　　　　　　　）

問261　発泡剤の化学反応により陰性造影剤を得る過程の化学式において関係のないものはどれか。
a：シリコン樹脂　　　　　　b：二酸化炭素　　　　　　c：水
d：炭酸水素ナトリウム　　　e：酒石酸
解答（　　　　　　　）

問262　ガストログラフィンについて誤っているものはどれか。
a：無色透明である。
b：狭窄などの病変がある場合に用いる。
c：経口投与を前提としているため甘い。
d：水溶性ヨード製剤である。

e：高張性を利用して条虫（サナダムシ）駆除の治療に用いられる。

解答（　　　　　　　　　　）

問 263　誤嚥防止に関して誤っているものはどれか。

a：若年層には特に注意する。
b：最初のひと口に注意する。
c：事前の問診によりリスクの高い人を割り出す。
d：少しずつ飲んでもらう。
e：リラックスをさせ首を回したり曲げたりする。

解答（　　　　　　　　　　）

問 264　造影剤による重篤な副作用であるアナフィラキシー様症状について誤っているものはどれか。

a：顔面蒼白　　b：血圧低下　　c：呼吸停止　　d：意気消沈　　e：呼吸困難

解答（　　　　　　　　　　）

問 265　バリウム検査における偶発症について誤っているものはどれか。組み合わせを番号で選びなさい。

1．偶発症で一番多いものは誤嚥である。
2．重篤な場合として、腸管穿孔が挙げられる。
3．過敏症は偶発症として考えない。
4．誤嚥は左肺に発生する場合が多い。

〈組み合わせ〉　a：1, 2　　b：1, 2, 4　　c：2, 3, 4　　d：3, 4　　e：4のみ

解答（　　　　　　　　　　）

問 266　鎮痙剤ブスコパン® について誤っているものは次のうちどれか。

a：胃液分泌を抑制する。
b：脈拍数を増加させる。
c：嘔吐反射を抑制する。
d：唾液分泌を増加させる。
e：前立腺肥大の被検者には禁忌である。

解答（　　　　　　　　　　）

問 267　鎮痙剤ブスコパン® の副作用について誤っているものはどれか。組み合わせを番号で選びなさい。

1．顔面紅潮
2．排尿障害

3．眠気
4．腹痛

〈組み合わせ〉　a：1, 2　　b：1, 2, 4　　c：2, 3, 4　　d：3, 4　　e：4のみ

解答（　　　　　　　　　）

問268 NPO日本消化器がん検診精度管理評価機構による基準撮影法について、正しいものはどれか。組み合わせを番号で選びなさい。

1．バリウムは高濃度・高粘稠性粉末造影剤を使用する。
2．バリウム濃度は200 w/v%に調整する。
3．発泡剤は4 gの使用を原則とする。
4．バリウム使用量は150 mL前後とする。

〈組み合わせ〉　a：1, 2　　b：1, 2, 4　　c：2, 3, 4　　d：3, 4　　e：4のみ

解答（　　　　　　　　　）

問269 新・胃X線撮影法ガイドランについて正しいものはどれか。組み合わせを番号で選びなさい。

1．バリウム造影剤は水溶液である。
2．ゾル製剤は粉末製剤に比べて造影能がよい。
3．発泡剤は1 gから約200 mLの炭酸ガスが発生する。
4．発泡剤はメーカーごとに特徴がある。

〈組み合わせ〉　a：1, 2　　b：1, 2, 4　　c：2, 3, 4　　d：3, 4　　e：4のみ

解答（　　　　　　　　　）

問270 新・胃X線撮影法ガイドラインについて誤っているものはどれか。組み合わせを番号で選びなさい。

1．バリウムの濃度は180～240 w/v%に調整する。
2．発泡剤の服用は水に限る。
3．発泡剤は5 gを使用するのが望ましい。
4．鎮痙剤の使用は副作用があるため、使用してはいけない。

〈組み合わせ〉　a：1, 2　　b：1, 2, 4　　c：2, 3, 4　　d：3, 4　　e：4のみ

解答（　　　　　　　　　）

7 被ばく管理

問 271 胃 X 線検査による被ばくについて正しいものを選びなさい。

1. 放射線被ばくによる発がんのリスクはまったく考慮しなくてよい。
2. DR 装置、FPD 装置での被ばく線量は間接撮影装置と同等かやや低い。
3. 集団における胃がん死亡率の減少効果と、被ばくによる発がんリスクの増加が対比されるべきである。
4. 確率的影響は、放射線量に応じた障害の発生確率でしきい値線量を有さない。
5. 診断用 X 線検査で使用される低線量域の被ばくでは確率的影響は起こり得ないが、確定的影響の可能性は残される。

〈組み合わせ〉 a：1, 2　　b：1, 5　　c：2, 3　　d：3, 4　　e：4, 5

解答（　　　　　　　　）

問 272 国際放射線防護委員会（ICRP）の 2007 年勧告 pub.103 の放射線防護体系に含まれるものを選びなさい。

1. 行為の正当化
2. 被ばくの最適化
3. 個人の線量限度

〈組み合わせ〉 a：すべて　　b：2, 3　　c：1, 2　　d：1, 3　　e：すべて誤り

解答（　　　　　　　　）

問 273 被ばくに関し、正しいものを選びなさい。

1. 放射線の影響において不安に思っている患者の多くは、抽象的な答えよりも具体的かつ定量的な情報に基づいた説明を求めている。
2. 50 mGy（グレイ）未満の被ばくであればほとんどの組織・臓器において問題となる身体的影響が発生することがないと予想される（Safety level）。
3. 日本診療放射線技師会の「上部消化管検査のガイドライン 2006（低減目標値）」によれば間接撮影の 1 検査あたりの線量は 50 mGy とされている。
4. 職業人の 1 年間の被ばくの制限値は 50 mSv（シーベルト）である。

〈組み合わせ〉 a：すべて　　b：1, 2, 3　　c：1, 2, 4　　d：1, 3, 4　　e：2, 3, 4

解答（　　　　　　　　）

問274 被ばくに関し、正しいものを選びなさい。

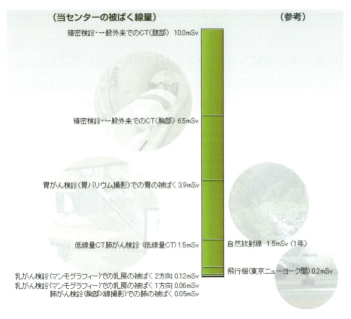

(参考図：東京都がん検診センター)

1. 病院でのX線検査は、病気をもっている方が対象なので、放射線被ばくの影響よりも検査によって得られる情報がはるかに有益という前提のもとで行われている。
2. 国際放射線防護委員会（ICRP）では医療被ばくの限度を定めていない。
3. 検診は健康な方が対象なので、放射線被ばくができるだけ少なくなるよう配慮される。

〈組み合わせ〉 a：すべて　　b：2, 3　　c：1, 2　　d：1, 3　　e：すべて誤り

解答（　　　　　　　）

問275 受診者の被ばく低減の観点から行ってはいけないことを選びなさい。

1. バリウムの動きを観察するため、検査の始まりから終わりまで透視スイッチを切ることはない。
2. I.I.の感度が低下し観察画像が暗くなってきたので、X線管球側の濾過フィルターを外し線量の増加を図った。
3. I.I.の感度が低下し観察画像が暗くなってきたので、透視管電流を自動からマニュアル設定に切り替え、常に最大電流が流れるようにした。
4. 散乱線除去グリッドを8：1から5：1に変更し撮影管電圧を低くすることで、造影剤のコントラストを増強した。

〈組み合わせ〉 a：すべて　　b：1, 2, 3　　c：1, 2, 4　　d：1, 3, 4　　e：2, 3, 4

解答（　　　　　　　）

7. 被ばく管理

問276 被ばくに関する組み合わせで誤っているものはどれか。
a：Gy ………………… 吸収線量
b：Sv ………………… 等価線量
c：吸収線量 ………… 等価線量×放射線荷重係数
d：放射線荷重係数 … 放射線の種類により異なる。
e：実効線量 ………… 確率的影響を評価する。
解答（　　　　　　　）

問277 次の組み合わせのうち、正しいものはどれか。組み合わせを番号で選びなさい。
1．確率的影響………… しきい値線量が存在する。
2．確定的影響………… しきい値線量が存在しない。
3．遺伝的影響………… 被ばくした本人に出る影響
4．早期影響…………… 身体的影響
〈組み合わせ〉　a：1, 2　　b：1, 2, 4　　c：2, 3, 4　　d：3, 4　　e：4のみ
解答（　　　　　　　）

問278 放射線による感受性のうち最も高いものはどれか。
a：毛細血管　　b：生殖腺　　c：水晶体　　d：肺　　e：リンパ組織
解答（　　　　　　　）

問279 線量測定について関係ないものはどれか。
a：NDD法　　b：PCXMC法　　c：GM管　　d：LNT　　e：電離箱
解答（　　　　　　　）

問280 放射線被ばくにおいて誤っているものはどれか。組み合わせを番号で選びなさい。
1．放射線被ばくの影響には「確率的影響」と「確定的影響」がある。
2．確定的影響にはしきい値がない。
3．発がんは確定的影響である。
4．白内障は確率的影響である。
〈組み合わせ〉　a：1, 2　　b：1, 2, 4　　c：2, 3, 4　　d：3, 4　　e：4のみ
解答（　　　　　　　）

8 接遇・受診者管理

問 281 受診者の状況に応じた撮影を心がける際に、念頭に置いておくべき項目を選びなさい。
1．受診者の体調
2．受診者の年齢
3．受診者の性別
4．受診者の心理（緊張や不安）
〈組み合わせ〉a：すべて　　b：1, 2, 3　　c：1, 2, 4　　d：1, 3, 4　　e：2, 3, 4
解答（　　　　　　　　　　）

問 282 接遇について間違っているものを選びなさい。
1．受診者の疑問には答えなくてよい。
2．検査時間短縮のために検査説明は必要ない。
3．検査中は命令形で指示をする。
4．撮影室の整理整頓を日頃から行う。
〈組み合わせ〉a：すべて　　b：1, 2, 3　　c：1, 2, 4　　d：1, 3, 4　　e：2, 3, 4
解答（　　　　　　　　　　）

問 283 接遇について正しいものを選びなさい。
1．服装は乱れていない。
2．受診者の状況に対応し適切な言葉を選びながら指示をする。
3．受診者の疑問に答える。
4．受診者の目を見て話す。
〈組み合わせ〉a：すべて　　b：1, 2, 3　　c：1, 2, 4　　d：1, 3, 4　　e：2, 3, 4
解答（　　　　　　　　　　）

問 284 受診者の心理について正しいものを選びなさい。
1．たいていの受診者は悪性腫瘍について怖いと感じている。
2．バリウムを全量飲めない受診者がいる。
3．うまく検査ができなかったらどうしようと不安に感じている。
4．バリウムで発泡剤を飲めない受診者がいる。
〈組み合わせ〉a：すべて　　b：1, 2, 3　　c：1, 2, 4　　d：1, 3, 4　　e：2, 3, 4
解答（　　　　　　　　　　）

問285　受診者に好印象を与える要素について適切なものを選びなさい。
1．入室時の挨拶
2．受診者とのアイコンタクト
3．身だしなみ
4．適切な言葉遣いを心がける。
〈組み合わせ〉a：すべて　　b：1, 2, 3　　c：1, 2, 4　　d：1, 3, 4　　e：2, 3, 4
解答（　　　　　　　　　　）

問286　心理学的に受診者は、適応的無意識によって検査室に足を踏み入れた瞬間に第一印象を形成するが、その要素について正しいと思われるものを選びなさい。
1．表情
2．態度（仕草）
3．姿勢
4．声のトーンや調子、話し方
〈組み合わせ〉a：すべて　　b：1, 2, 3　　c：1, 2, 4　　d：1, 3, 4　　e：2, 3, 4
解答（　　　　　　　　　　）

問287　診療放射線技師は、検査に際して受診者の協力が得られるよう検査に関する説明ができる。その内容について概ね正しいものを選びなさい。
1．検査の必要性について理解を得る。
2．検査に対する不安を取り除くような説明を行う。
3．検査が安全に行われるよう、協力を求める。
4．検査が容易に行われるよう、協力を求める。
〈組み合わせ〉a：すべて　　b：1, 2, 3　　c：1, 2, 4　　d：1, 3, 4　　e：2, 3, 4
解答（　　　　　　　　　　）

問288　診療放射線技師は受診者の状況に応じた対応をしなければならないが、考慮したいものを選びなさい。
1．年齢
2．性別
3．職業
4．特に高齢者の場合、いたわりの気持ちと融通性が必要である。
〈組み合わせ〉a：すべて　　b：1, 2, 3　　c：1, 2, 4　　d：1, 3, 4　　e：2, 3, 4
解答（　　　　　　　　　　）

問289 検査を行うとき、起こり得る事故を予想し対策をしておく必要があるが、主な項目について正しいと思われるものを選びなさい。

1．薬剤の調製について
2．投与薬の副作用について
3．誤嚥について
4．撮影中の事故について
5．排便管理

〈組み合わせ〉 a：すべて　　b：1, 2, 3, 5　　c：1, 2, 4, 5　　d：1, 3, 4
　　　　　　　e：2, 3, 4

解答（　　　　　　　　）

問290 撮影時の注意事項について誤っているものはどれか。組み合わせを番号で選びなさい。

1．被検者とのコミュニケーションはそれほど必要としない。
2．呼吸を完全に止めてから撮影する。
3．透視下でバリウムの流れ方に十分注意し、観察する。
4．逆傾斜を行う場合、高齢者にだけ肩当てを用いる。
5．撮影時間短縮のため、十分な体位変換は必要ない。

〈組み合わせ〉 a：1, 2, 3　　b：1, 2, 5　　c：1, 4, 5　　d：2, 3, 4　　e：3, 4, 5

解答（　　　　　　　　）

9 統計・用語

問 291 対策型検診と任意型検診で正しいものはどれか。組み合わせを番号で選びなさい。
1. 対策型検診は、対象集団の死亡率の減少を目的とする。
2. 任意型検診は、個人の死亡リスクの減少を目的とする。
3. 胃X線検査は、死亡率減少効果を判断する証拠が不十分であり、対策型検診として実施することは推奨できない。
4. 胃内視鏡検査は、死亡率減少効果の証拠が相応にあり、対策型検診として実施することを推奨している。
5. ペプシノゲン法は、死亡率減少効果を判断する証拠が不十分であり、対策型検診として実施することは推奨できない。

〈組み合わせ〉 a：1, 2, 3　b：1, 2, 5　c：1, 4, 5　d：2, 3, 4　e：3, 4, 5
解答（　　　　　　　）

問 292 次のうち、がん検診の条件として正しいものはどれか。組み合わせを番号で選びなさい。
1. 罹患率・有病率・死亡率が高いこと。
2. 検診による最終目標は、罹患率の低下である。
3. 総合的に、メリットがデメリットを上回らなくてもよい。
4. 発見されたがんについて治療法があること。
5. 検査が安全であること。

〈組み合わせ〉 a：1, 2, 3　b：1, 2, 5　c：1, 4, 5　d：2, 3, 4　e：3, 4, 5
解答（　　　　　　　）

問 293 がん検診の精度評価の語句の説明で、誤った組み合わせはどれか。
a：検査精度……………陽性と陰性を正しく判定すること。
b：感度………………がんを陽性として正しく判定する割合。
c：特異度……………がんでないものを「陰性」と正しく判定する割合。
d：偽陰性……………がんがあるのに「陽性」と判定されるもの。
e：陽性反応適中度……検査で陽性と判定された者におけるがんの割合。

解答（　　　　　　　）

問 294 次のうちがん検診の精度評価として誤っているものはどれか。組み合わせを番号で選びなさい。
1. 感度＝真陽性／（真陽性＋偽陽性）
2. 特異度＝真陰性／（偽陰性＋真陰性）

3．偽陽性度＝１－感度
4．要精検率＝（真陽性＋偽陽性）/総数
5．偽陰性率＝偽陰性/（真陽性＋偽陰性）
〈組み合わせ〉　a：1, 2, 3　　b：1, 2, 5　　c：1, 4, 5　　d：2, 3, 4　　e：3, 4, 5
解答（　　　　　　　　　　）

問295 がん検診について誤っている組み合わせはどれか。
a：相対危険度……無作為比較対照試験
b：オッズ比………症例対照研究
c：前向き研究……コホート研究
d：後向き研究……症例対照研究
e：直接的証拠……感度
解答（　　　　　　　　　　）

問296 がん検診について正しいものはどれか。組み合わせを番号で選びなさい。
1．バイアス…調査・測定・分析の過程で系統的に真の値とかけ離れた結果を生じること。
2．リードタイムバイアス…検診では成長の遅いがんを見つけやすく、外来患者に比べ予後がよくなる。
3．レングスバイアス…検診で早期発見された分だけ見かけ上、生存時間が長くなる。
4．セルフセレクションバイアス…検診受診者と非受診者の間で、がんの罹患・死亡などのリスクが異なることによるバイアス。
5．出版バイアス…有意差がある結果のみが発表され、差がないという結果の研究が採用されにくい偏り。
〈組み合わせ〉　a：1, 2, 3　　b：1, 2, 5　　c：1, 4, 5　　d：2, 3, 4　　e：3, 4, 5
解答（　　　　　　　　　　）

問297 がん検診ガイドライン（平成17年度）について誤っているものはどれか。組み合わせを番号で選びなさい。
1．胃Ｘ線検査…死亡率減少効果を示す相応の証拠がある。
2．胃内視鏡検査…対策型検診として行うことが推奨される。
3．ペプシノゲン法…推奨グレードＢ
4．ヘリコバクターピロリ抗体…任意型検診として推奨する。
5．胃がん検診では40歳以上の男女が対象である。
〈組み合わせ〉　a：1, 2, 3　　b：1, 2, 5　　c：1, 4, 5　　d：2, 3, 4　　e：3, 4, 5
解答（　　　　　　　　　　）

9. 統計・用語

問298 次の語句の説明で誤った組み合わせはどれか。組み合わせを番号で選びなさい。
1．死亡率…集団内での死亡数を、その集団の観察人年で割ったもの。
2．生存率…ある病気をもつ患者集団において、ある期間までに生存している者の数。
3．罹患率…ある時点における、ある集団においての病気を有する者の割合。
4．有病率…ある集団においてがんの発症者数をその対象集団の観察人年で割ったもの。
5．年齢調整死亡率…年齢構成が著しく異なる人口集団の間での死亡率について、年齢構成の差を取り除いたもの。
〈組み合わせ〉 a：1, 2, 3　　b：1, 2, 5　　c：1, 4, 5　　d：2, 3, 4　　e：3, 4, 5
解答（　　　　　　　　）

問299 胃がん検診について誤っているものはどれか。組み合わせを番号で選びなさい。
1．胃がん検診の偶発症である排便遅延は、30％で発生する。
2．胃がん検診においてバリウムの誤嚥は、約0.1〜0.2％で発生する。
3．穿孔によるバリウム腹膜炎にて、死亡例が報告されている。
4．胃がん検診の陽性反応適中度は、20％程度である。
5．鎮痙剤を投与する場合に、副作用は心配しなくてよい。
〈組み合わせ〉 a：1, 2, 3　　b：1, 2, 5　　c：1, 4, 5　　d：2, 3, 4　　e：3, 4, 5
解答（　　　　　　　　）

問300 ペプシノゲン法について誤っているものはどれか。組み合わせを番号で選びなさい。
1．胃がん検診ガイドラインで死亡率減少効果が認められた検査法である。
2．対策型検診としては推奨されるが、任意型検診としては推奨されていない。
3．胃がんの見落としはほとんどない。
4．カット・オフ値の設定により感度・特異度が異なる。
5．要精検率が20％前後である。
〈組み合わせ〉 a：1, 2, 3　　b：1, 2, 5　　c：1, 4, 5　　d：2, 3, 4　　e：3, 4, 5
解答（　　　　　　　　）

問301 厚生労働省の2010年人口動態統計で、男性のがん死亡原因第3位の部位はどれか。
a：胃　　b：食道　　c：大腸（結腸＋直腸）　　d：肝臓　　e：膵臓
解答（　　　　　　　　）

問302 ROC曲線の説明で誤っているものはどれか。
a：複数のスクリーニングテストの優劣を決める方法である。
b：縦軸に偽陽性率、横軸に感度をとる。
c：曲線が左上に位置するテストが優位である。
d：ROC曲線は有病率の影響を受けない。

e：OC 曲線下の面積（Az）を用いて評価する。
解答（　　　　　　　　）

問303　次のうち誤っているものはどれか。
a：死亡率…単位期間内における、ある集団での死亡者の単位人口あたりの割合。
b：罹患率…単位期間内におけるある集団において、ある病気に新しく罹患した者の割合。
c：偽陰性…有病者であるにもかかわらず陰性と判断した場合。
d：真陽性…有病者を正しく陽性と判断した場合。
e：陽性反応適中度…陽性と判定された者における被検者の割合。
解答（　　　　　　　　）

問304　次のうち誤っているものはどれか。
a：精度＝（真陽性＋真陰性）/ 総受診者数
b：陰性適中度＝真陰性 /（真陰性＋偽陰性）
c：偽陽性度＝偽陽性 /（偽陽性＋真陰性）
d：偽陰性度＝1－感度
e：陽性反応適中度＝偽陰性 /（偽陰性＋真陰性）
解答（　　　　　　　　）

問305　某施設において胃がん検診を行ったところ、胃がん患者200名のうち150名が、胃がんでない者200名のうち20名が検査陽性と判定された。この施設の胃がん検診の感度と特異度の組み合わせで正しいものはどれか。
a：感度90％、特異度75％　　　　b：感度90％、特異度10％
c：感度75％、特異度10％　　　　d：感度75％、特異度90％
e：感度25％、特異度90％
解答（　　　　　　　　）

問306　厚生労働省から出されている市町村事業におけるがん検診の事業評価の手法についての指標として正しいものはどれか。組み合わせを番号で選びなさい。
1．アウトカム指標
2．プロセス指標
3．精度管理指標
4．技術・体制的指標
〈組み合わせ〉　a：1, 2　　b：1, 2, 4　　c：2, 3, 4　　d：3, 4　　e：4のみ
解答（　　　　　　　　）

9. 統計・用語

問307 厚生労働省から出されている市町村事業におけるがん検診の事業評価の手法についての指標として正しいものはどれか。組み合わせを番号で選びなさい。

1．アウトカム指標……… 陽性反応適中度
2．プロセス指標………… 死亡率の把握
3．精度管理指標………… 胃がん検診チェックリスト
4．技術・体制的指標…… 撮影技師の認定取得

〈組み合わせ〉 a：1, 2　　b：1, 2, 4　　c：2, 3, 4　　d：3, 4　　e：4のみ
解答（　　　　　　　　）

問308 胃がん検診の有効性を見極めるために使われる指標について正しいものを選びなさい。

1．胃がん検診の有効性は胃がんの発見率のみで評価される。
2．胃がん検診の有効性は死亡率が減少し、利益が不利益を上回ることで評価される。
3．特異度は、「1－要精検率」という式により近似値を得ることができる。
4．年齢調整死亡率は、年齢構成の異なる集団の死亡状況を比較することができる。

〈組み合わせ〉 a：すべて　　b：1, 2, 3　　c：1, 2, 4　　d：1, 3, 4　　e：2, 3, 4
解答（　　　　　　　　）

問309 統計用語に関する説明で正しいものを選びなさい。

1．「感度」とは、病気を有する人のうち、その病気をスクリーニングする検査で正しく陽性と判定された割合のことをいう。
2．「特異度」とは、病気がない人のうち検査で正しく陰性と判定された割合のことをいう。
3．「偽陰性」とは、病気があるにもかかわらず、検査で陰性と判定されたことをいう。
4．「陽性反応適中度」とは、検査を受けた人のうち実際に病気を有する人の割合のことをいう。

〈組み合わせ〉 a：すべて　　b：1, 2, 3　　c：1, 2, 4　　d：1, 3, 4　　e：2, 3, 4
解答（　　　　　　　　）

問310 対策型検診について求められる3つの条件を記載しなさい。

10　読影補助の基礎

問311　胃の背景粘膜と病変には深い関係がある。次の中から誤っているものを2つ選びなさい。

a：萎縮性胃炎は幽門腺から起こり口側へ拡がる。
b：F境界線内部領域（胃底腺領域）に発生する潰瘍性病変は、ほとんど分化型がんである。
c：胃底腺ポリープが認められる場合は、背景粘膜に萎縮は認められず H. pylori 感染は陰性である。
d：未分化型早期がんは、陥凹型が大多数で隆起型は極めて稀である。
e：F境界線近傍に発生する潰瘍性病変は、分化型がんである可能性が高い。

解答（　　　　　　　　）

問312　下記は分化型胃がんの構造と、発生母地について述べたものである。正しいものを選びなさい。

1．正常の構造に近いものを分化型と呼び、正常の構造からかけ離れたものを未分化型と呼ぶ。
2．正常な胃粘膜は腺管構造であるように、分化型胃がんも腺管構造を形成する。
3．分化型胃がんの発生母地は腸上皮化生粘膜である。
4．腸上皮化生は、一般的には慢性胃炎に続発し、同時に平行して同じような拡がりをもって進行していく。

〈組み合わせ〉a：1, 3, 4　　b：1, 2　　c：3, 4　　d：2, 3　　e：1～4すべて

解答（　　　　　　　　）

問313　次の組織型のうちで分化型がんを選びなさい。

a：por1　　　b：por2　　　c：pap　　　d：muc　　　e：sig

解答（　　　　　　　　）

問314　下記は分化型早期胃がんのX線所見を述べたものである。間違ったものを選びなさい。

a：隆起型の表面は、腺腫が平滑であるのに対し、顆粒状（不揃い）である。
b：隆起型で大きさが2 cm以下のものは、腺腫との鑑別が必要である。
c：陥凹型の陥凹面は、平滑もしくは微細顆粒状である。
d：陥凹型の境界は、棘状で辺縁隆起を呈することが多い。
e：粘膜ひだは、急なやせまたは中断していることが多い。

解答（　　　　　　　　）

10. 読影補助の基礎

問 315 下記は陥凹型の分化型早期胃がんの内視鏡所見を述べたものである。正しいものを選びなさい。

1．面の形態は炎症性変化が類円形であるのに対し、いびつである。
2．炎症性の発赤よりやや褪色面を呈する。
3．辺縁の境界面は段差や浸み出し所見を認めることが多い。
4．空気の出し入れによって深達度診断が容易になる。
〈組み合わせ〉 a：1, 3, 4　　b：1, 2　　c：3, 4　　d：2, 3　　e：1〜4すべて
解答（　　　　　　　　）

問 316 下記は分化型胃がんの臨床病理的な特徴を述べたものである。間違ったものを選びなさい。

a：進展様式は膨張性に拡がり、隆起型にも陥凹型にも成り得る。
b：腹膜播種の頻度が高い。
c：血行性（門脈経由）にて肝転移の頻度が高い。
d：早期胃がんの場合、5年生存率は未分化型胃がんより低い。
e：高齢者、男性に多い。
解答（　　　　　　　　）

問 317 未分化型がんの発生について正しい記述を選びなさい。

1．若年・女性に多い傾向がある。
2．高齢者・男性に多い傾向がある。
3．女性に多い傾向があるが、年齢層比較ではあまり変わらない。
4．胃固有腺の腺頸部にある分裂細胞帯から発生する。
5．腸上皮化生粘膜の下1/2の分裂細胞帯から発生する。
〈組み合わせ〉 a：1, 4　　b：1, 5　　c：2, 4　　d：3, 4　　e：3, 5
解答（　　　　　　　　）

問 318 未分化型がんの進展様式について正しい記述を選びなさい。

1．増殖のスピードは分化型がんに比べ比較的緩徐である。
2．基底膜を無視して間質をびまん性浸潤する。
3．基底膜に沿って膨張性に発育する。
4．早期がんの状態で血行節転移を起こすことは稀である。
5．腹膜播種を起こしやすいものの肝臓に転移することは比較的少ない。
〈組み合わせ〉 a：1, 2, 4　　b：1, 2, 5　　c：2, 4, 5　　d：2, 4　　e：2, 5
解答（　　　　　　　　）

問 319 未分化型がんの肉眼形態の特徴の記述で間違っているものを 1 つ選びなさい。
a：残存している正常上皮の再生による再生粘膜島がみられる。
b：高胃酸の状態でびらん化しやすい傾向があり、色調は褪色調である。
c：がん粘膜の進展に伴い、胃小区模様は不明瞭化もしくは消失する。
d：健常腺管の萎縮・脱落をもたらすため、分化型に比べ深い陥凹を呈する。
e：未分化型早期胃がんでは陥凹面は無構造なことが比較的多い。
解答（　　　　　　　　　）

問 320 未分化型がんの境界所見について正しいものを選びなさい。
1．正常粘膜との高低差は比較的軽度であるため、境界は不明瞭である。
2．がん部と非がん粘膜との境界は断崖状で比較的明瞭なことが多い。
3．がん上皮の萎縮ないしびらん化によって棘状の不整像を呈する。
4．辺縁の粘膜隆起は特徴的な所見である。
5．がん組織の腺管形成傾向が乏しくなるに従って、境界は明瞭になる。
〈組み合わせ〉 a：1, 3　　b：2, 3　　c：2, 5　　d：3, 5　　e：4, 5
解答（　　　　　　　　　）

問 321 未分化型早期がんのひだ先端所見で典型的なものを選びなさい。
1．中断
2．緩やかなやせ
3．急なやせ
4．肥大・肥厚
〈組み合わせ〉 a：1, 2　　b：1, 3　　c：1, 2, 3　　d：1, 3, 4　　e：3, 4
解答（　　　　　　　　　）

問 322 空欄に入るものを下記から選びなさい。
　未分化型がんは胃固有粘膜の（　1　）に発生し、腺管をほとんど形成せずに上皮を破壊しながら（　2　）に発育する。がん浸潤粘膜は脆弱化しており容易にびらん化あるいは萎縮し、陥凹辺縁では（　3　）な境界所見を呈する。また、浸潤粘膜では残存する正常腺管により再生上皮結節が多数形成され、（　4　）に大小不同の顆粒が散在する。粘膜ひだが集中する場合は、ひだ先端が陥凹境界で（　5　）の所見が認められる。
a：1. 腺頸部　　2. 浸潤性　　3. 明瞭　　4. 陥凹境界　　5. 中断や急なやせ
b：1. 腺底部　　2. 浸潤性　　3. 不明瞭　　4. 陥凹面　　5. 緩やかなやせや肥大
c：1. 腺頸部　　2. 浸潤性　　3. 明瞭　　4. 陥凹面　　5. 中断や急なやせ
d：1. 腺底部　　2. 膨張性　　3. 不明瞭　　4. 陥凹境界　　5. 緩やかなやせや肥大
e：1. 腺頸部　　2. 膨張性　　3. 明瞭　　4. 陥凹面　　5. 中断や急なやせ
解答（　　　　　　　　　）

10. 読影補助の基礎

問323 肉眼分類について組み合わせが正しいものを選びなさい。
1．表在型…0型
2．腫瘤型…1型
3．潰瘍限局型…2型
4．分類不能…5型
〈組み合わせ〉 a：1，2　b：2，3　c：1，2，4　d：4　e：すべて
解答（　　　　　　　　）

問324 肉眼分類について組み合わせが正しいものを選びなさい。
1．明らかに隆起した形態…1型
2．胃壁の肥厚・硬化、周囲粘膜との境界が不明瞭な隆起形態…3型
3．潰瘍を形成し、境界が比較的明瞭な周堤を形成…2型
4．潰瘍を形成し、境界が比較的不明瞭な周堤を形成…4型
〈組み合わせ〉 a：1，2　b：2，3　c：1，3　d：2，4　e：1，4
解答（　　　　　　　　）

問325 肉眼分類について正しいものを選びなさい。
1．0型は隆起型・表面型・陥凹型に分類される。
2．0型の表面型は3種類に亜分類される。
3．0型は早期がんを示している。
4．0型は深達度で、Ⅰ、Ⅱ、Ⅲに分類される。
〈組み合わせ〉 a：1，2　b：2，3　c：1，3　d：2，4　e：1，4
解答（　　　　　　　　）

問326 肉眼分類について間違っているものを選びなさい。
1．0-Ⅱ型は2種類に亜分類される。
2．0-Ⅱ型には、表面隆起型と表面陥凹型があり、各々を0-Ⅱa、0-Ⅱcと表記する。
3．0-Ⅱ型は、表面型隆起や軽微な陥凹、ほとんど認められないものが、a、b、cに分類される。
4．0-Ⅱ型は深達度に応じ、a、b、cに分類される。
〈組み合わせ〉 a：1，2　b：2，3　c：1，3　d：2，4　e：1，4
解答（　　　　　　　　）

問327 次の画像と所見を肉眼分類しなさい（なお、深達度については考慮しなくてよい）。

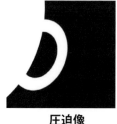
圧迫像

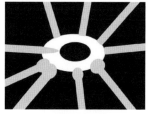
二重造影像

（作図：伊藤　誠）

所見：中心に潰瘍を形成し、その周りには幅の広い周堤を有した限局性のがん。集中する粘膜ひだは棍棒状や融合がみられる。

解答（　　　　　　　）

問328 次の文章で正しいものを選びなさい。
1．Hampton's line とは、X線充盈像の圧迫時に Niche の側面像で潰瘍頸部にみられる境界明瞭な透亮像のことである。
2．Hampton's line は、良性の潰瘍にみられる所見である。
3．Hampton's line の原因は炎症性浮腫によるものである。
4．Hampton's line を認める場合の Niche 正面像は円形、または卵円形を呈する。
〈組み合わせ〉a：すべて　　b：1, 2　　c：1, 2, 3　　d：1, 3, 4　　e：2, 3, 4
解答（　　　　　　　）

問329 島状粘膜残存と同義語で正しいものを選びなさい。
1．Insel
2．島状結節
3．島状隆起
4．蚕食像
〈組み合わせ〉a：すべて　　b：1, 2　　c：1, 2, 3　　d：1, 3, 4　　e：2, 3, 4
解答（　　　　　　　）

問330 蚕食像について正しいものを選びなさい。
1．虫喰い像とも呼ばれる。
2．分化型胃がんに特徴的に使われる用語である。
3．蚕食像はX線的に捉えることが可能である。
4．組織欠損部の高低差が大きいほど蚕食像は明瞭となる。
〈組み合わせ〉a：すべて　　b：1, 2　　c：1, 2, 3　　d：1, 3, 4　　e：2, 3, 4
解答（　　　　　　　）

10. 読影補助の基礎

問 331 次の説明で正しいものを選びなさい。
1．Pseudokidney sign は体外式超音波検査法において胃がんや大腸がん、悪性リンパ腫などの全周性の壁肥厚などで検出される所見である。
2．Bamboo-joint sign は Crohn 病によくみられる X 線所見像である。
3．ひだの途中で段差がみられる所見を step down と称することがある。
4．ひだの中断とは、ひだが太まりもやせもせず急激に途絶することをいう。
〈組み合わせ〉a：すべて　　b：1, 2　　c：1, 2, 3　　d：1, 3, 4　　e：2, 3, 4
解答（　　　　　　　　）

問 332 次の説明で正しいものを選びなさい。
1．ひだの先細りは良性潰瘍では変化することなく潰瘍中心に向かって収束する。
2．萎縮性胃炎を随伴する潰瘍瘢痕の場合、ひだの先端にやせ像を呈することがある。
3．悪性所見の場合、ひだのやせの境界部は、潰瘍中心に向かって凹の蚕食像を伴う形態をとる。
4．悪性の場合、隣接する粘膜ひだは中断、先細り、段差が連続して全周性に領域をもって変化する。
〈組み合わせ〉a：すべて　　b：1, 2　　c：1, 2, 3　　d：1, 3, 4　　e：2, 3, 4
解答（　　　　　　　　）

問 333 次の画像について正しい組み合わせを選びなさい。

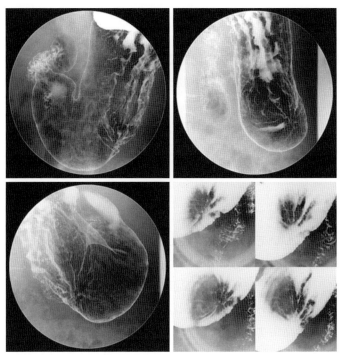

1．胃体下部大彎側の病変である。

2．粘膜ひだ集中を伴う陥凹性病変である。
3．粘膜ひだの先細り、棍棒状変化が認められる。
4．幽門腺領域に発生した病変である。
〈組み合わせ〉a：すべて　　b：1, 2, 3　　c：1, 2, 4　　d：1, 3, 4　　e：2, 3, 4
解答（　　　　　　　　　）

問334　所見用語について正しいものを選びなさい。
1．Niche には正面 Niche と側面 Niche がある。
2．Hampton's line は、側面 Niche の圧迫時に描出される。
3．Schatten plus im schattenminus は2型進行がんの存在を示唆する所見である。
4．Tasche は複数の潰瘍の切れ込みにより憩室様にみえる。
〈組み合わせ〉a：すべて　　b：1, 2, 3　　c：1, 2, 4　　d：1, 3, 4　　e：2, 3, 4
解答（　　　　　　　　　）

問335　粘膜ひだと病変の関係について正しいものを選びなさい。
1．Bridging fold は主に上皮性病変を示唆している。
2．十分に伸展した状態で病変周囲の粘膜ひだが融合している場合は進行がんを疑う。
3．粘膜ひだの断崖状断絶は、未分化型がんの早期がんで多くみられる。
4．潰瘍周囲の粘膜ひだの先端の形状は、良・悪性病変の鑑別に重要である。
〈組み合わせ〉a：すべて　　b：1, 2, 3　　c：1, 2, 4　　d：1, 3, 4　　e：2, 3, 4
解答（　　　　　　　　　）

問336　胃がんの組織型について、次の記述で正しいものを選びなさい。
1．腺管形成傾向の有無によって分化型がんと未分化型がんに分類することができる。
2．未分化型がんの大部分は陥凹型である。
3．分化型がんは陥凹型と隆起型の両方がみられる。
4．分化型がんは腸上皮化生粘膜から発生する。
〈組み合わせ〉a：すべて　　b：1, 2, 3　　c：1, 2, 4　　d：1, 3, 4　　e：2, 3, 4
解答（　　　　　　　　　）

問337　未分化型がんについて次の記述で正しいものを選びなさい。
1．陥凹辺縁は断崖状で明瞭であることが多い。
2．陥凹内には正常上皮の再生による再生粘膜島がみられる。
3．びらん化しやすい傾向があり、色調は褪色調である。
4．胃粘膜の腺頸部から発生する。
〈組み合わせ〉a：すべて　　b：1, 2, 3　　c：1, 2, 4　　d：1, 3, 4　　e：2, 3, 4
解答（　　　　　　　　　）

10. 読影補助の基礎

問338 以下の写真について正しいものを選びなさい。

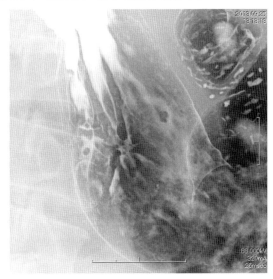

1．胃体下部前壁の大彎よりにひだ集中を伴う陥凹性病変を認める。
2．集中したひだ先端には途絶や先細りのほか、棍棒状腫大や癒合も認める。
3．陥凹の輪郭は明瞭で陥凹底はおおよそ平坦であるが、一部に顆粒を認める。
4．病変は未分化型腺がんの早期がんの可能性が高いと思われる。
〈組み合わせ〉a：1, 2　　b：1, 2, 4　　c：1, 3, 4　　d：3, 4　　e：4のみ
解答（　　　　　　　　　）

問339 圧迫法の読影について正しいものを選びなさい。
1．圧迫の強弱を見極め、病変が硬いか軟らかいかを判断する。
2．隆起性病変の輪郭（上皮性ではシャープ、粘膜下病変ではなだらか、悪性では不規則な切れ込みなど）を読み取る。
3．陥凹性病変の辺縁において、悪性であればひだの断絶、やせ、先細りなどに注意する。
4．二重造影像も加えて、総合的に判断することが必要である。
〈組み合わせ〉a：すべて　　b：1, 2, 3　　c：1, 2, 4　　d：1, 3, 4　　e：2, 3, 4
解答（　　　　　　　　　）

問340 "X線画像の組織型所見（分化型・未分化型）"で正しいものを選びなさい。
1．未分化型の陥凹面は、凹凸の変化が多く大小不同の顆粒状陰影がある。
2．未分化型の陥凹辺縁は、明瞭で荒削りの輪郭あるいは波状を呈する。
3．分化型は、未分化型に対して陥凹面は凹凸に乏しく、内面にある胃小区様模様は周囲粘膜の胃小区とほぼ同じか、それよりも小さい。
4．分化型の陥凹辺縁は、胃小区様の紡錘型ないしは類円形の透亮像やⅡa様の隆起所見が認められる。

〈組み合わせ〉 a：すべて　　b：1, 2, 3　　c：1, 2, 4　　d：1, 3, 4　　e：2, 3, 4

解答（　　　　　　　　　　）

問341 右の画像について正しい組み合わせを選びなさい。

1．胃体中部後壁の病変である。
2．粘膜ひだ集中を認める。
3．粘膜ひだ尖端には棍棒状の肥大がある。
4．陥凹面の内面は平坦である。

〈組み合わせ〉 a：すべて　　b：1, 2, 3
　　　　　　　c：1, 2, 4　　d：1, 3, 4
　　　　　　　e：2, 3, 4

解答（　　　　　　　　　　）

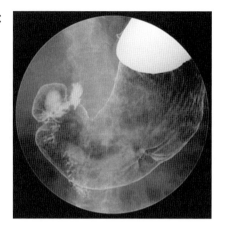

問342 がんの組織型と発育進展および肉眼形態の正しい組み合わせを選びなさい。

1．分化型がん…緩やかに基底膜に沿って発育進展する。
2．分化型がん…正常粘膜に置き換わりながら、周囲組織へ連続性・膨張性に拡がる。
3．未分化型がん…急速に基底膜を無視して発育進展する。
4．未分化型がん…正常粘膜を破壊しながら、周囲組織へ非連続性・びまん性に拡がる。

〈組み合わせ〉 a：すべて　　b：1, 2, 3　　c：1, 2, 4　　d：1, 3, 4　　e：2, 3, 4

解答（　　　　　　　　　　）

問343 "印環細胞がん"について正しいものを選びなさい。

1．印環細胞がんは、しばしば高分化腺がんと混在してみられる。
2．印環細胞がんは、特に深部浸潤部では純粋な印環細胞がんは少なく低分化腺がん（por2）が混在していることが多いため、進行した症例では低分化腺がんとして報告されることが多い。
3．腫瘍細胞は、胞体に豊富な粘液を含有し核を辺縁に圧排するため、印環（印鑑が付いた指輪）様にみえる。
4．低分化型腺がんと印環細胞がんが混在することがしばしばあり、組織学的に por/sig と表記される。

〈組み合わせ〉 a：すべて　　b：1, 2, 3　　c：1, 2, 4　　d：1, 3, 4　　e：2, 3, 4

解答（　　　　　　　　　　）

問344 分化度が高い腺がんを選びなさい。

a：Gastoro intestinal stromal tumor(GIST)
b：平滑筋性腫瘍

c：MALT リンパ腫
d：管状腺がん中分化型（tub2）
e：低分化型腺がん非充実型（por2）
解答（　　　　　　　　）

問 345　以下の例で、コンマで区切られた 12 の記載項目について間違った組み合わせを選びなさい。

粘膜切除（ESD/EMR）例：
　M, Ant, 31 × 28 mm, Type 0-Ⅱc, 18 × 12 mm, tub1, pT1a, UL(−), ly(−), v(−), pHM0(3 mm), pVM0

a：M, Ant…占拠部位（領域区分、断面区分）
b：Type 0-Ⅱc…肉眼型
c：31×28 mm…がんの大きさ
d：tub1…組織型
e：pT1a…深達度
解答（　　　　　　　　）

問 346　以下の組織型分類の略について正しいものを選びなさい。

手術例：
　L, Less, Type 2, 50 × 20 mm, tub1＞tub2, pT2, int, INFb, ly1, v1, pN1(2/13), pPM0(40 mm), pDM(12 mm)

1．腺腫
2．乳頭腺がん
3．管状腺がん高分化型
4．管状腺がん中分化型
5．低分化型腺がん充実型
6．低分化型腺がん非充実型
7．印環細胞がん
8．粘液がん
〈組み合わせ〉a：1＞2　　b：3＞4　　c：5＞6　　d：7＞8　　e：4＞6
解答（　　　　　　　　）

問 347　以下の組織型分類の略について正しいものを選びなさい。

残胃がん例：
　M, Less, M-02-S, partial mastectomy, Billionth-Ⅱ anastomosis, Type 4, 48×36 mm,

tub2＞por2, pT4a, med, INFb, ly2, v0, pN3a(8/25), pPM0(73 mm), pDM0(51 mm)

1．腺腫
2．乳頭腺がん
3．管状腺がん高分化型
4．管状腺がん中分化型
5．低分化型腺がん充実型
6．低分化型腺がん非充実型
7．印環細胞がん
8．粘液がん

〈組み合わせ〉 a：1＞2　　b：3＞4　　c：5＞6　　d：7＞8　　e：4＞6

解答（　　　　　　　　　　）

問348　以下の組織型分類の略について正しいものを選びなさい。

粘膜切除（ESD/EMR）例：

M, Ant, 31 × 28 mm, Type 0-Ⅱc, 18 × 12 mm, tub1, pT1a, UL（－）, ly（－）, v（－）, pHM0（3 mm）, pVM0

a：腺腫
b：乳頭腺がん
c：管状腺がん高分化型
d：管状腺がん中分化型
e：低分化型腺がん充実型
f：低分化型腺がん非充実型
g：印環細胞がん
h：粘液がん

解答（　　　　　　　　　　）

問349　がんは粘膜から発生し、3方向に発育進展する。用語の組み合わせで間違っているものを選びなさい。

1．管内発育…胃内腔に発育進展する様式
2．上方発育…胃内腔に発育進展する様式
3．側方進展…がん中心部から粘膜を横に拡がるように発育進展する様式
4．側方浸潤…がん中心部から粘膜を横に拡がり浸潤する様式
5．深部浸潤…粘膜下層・筋層方向に発育進展する様式

〈組み合わせ〉 a：1, 3　　b：2, 4　　c：3, 5　　d：1, 4　　e：2, 5

解答（　　　　　　　　　　）

10. 読影補助の基礎

問350 がんは組織型によって発育進展形式が異なるので、肉眼形態は発育進展形式と深いつながりがある。組織型と肉眼形態の組み合わせについて概ね正しいものを選びなさい。

1. 乳頭腺がん ………… Type 1
2. 高分化管状腺がん … Type 2
3. 中分化管状腺がん … Type 4
4. 低分化腺がん ……… 0-Ⅱc

〈組み合わせ〉 a：1, 2, 4　　b：1, 2　　c：2, 3　　d：4のみ　　e：1～4すべて

解答（　　　　　　　　）

問351 がん組織型と発育進展様式の組み合わせについて概ね正しいものを選びなさい。

1. 乳頭腺がん………… 比較的緩徐的で膨張性
2. 低分化腺がん……… 比較的急速でびまん性
3. 高分化管状腺がん… 比較的急速で膨張性
4. 印環細胞がん……… 比較的急速でびまん性

〈組み合わせ〉 a：1, 2, 4　　b：1, 2　　c：2, 3　　d：4のみ　　e：1～4すべて

解答（　　　　　　　　）

問352 がん組織型と増殖進展様式の組み合わせについて概ね正しいものを選びなさい。

1. 乳頭腺がん……………………… 圧排性で隆起形成傾向
2. 高分化管状腺がん………………… 圧排性で隆起形成傾向
3. 中分化管状腺がん………………… 圧排性で隆起形成傾向
4. 低分化腺がん（充実型）… 増殖は破壊性で陥凹形成傾向を示す

〈組み合わせ〉 a：1, 2, 4　　b：1, 2　　c：2, 3　　d：4のみ　　e：1～4すべて

解答（　　　　　　　　）

問353 がん組織型と発育進展様式の組み合わせについて概ね正しいものを選びなさい。

1. 乳頭腺がん……………………… 隆起形成傾向
2. 低分化腺がん…………………… 陥凹形成傾向
3. 低分化腺がん（充実型）… 隆起形成傾向
4. 中分化管状腺がん………………… 陥凹形成傾向かつ隆起形成傾向がある

〈組み合わせ〉 a：1, 2, 4　　b：1, 2　　c：2, 3　　d：4のみ　　e：1～4すべて

解答（　　　　　　　　）

問354 未分化型早期胃がんにおける陥凹内面の特徴について正しいものを選びなさい。

1. 分化型早期陥凹がんに比べ、深い傾向にある。
2. 正常粘膜島（Insel）がある。
3. 比較的急速でびまん性に粘膜内に発育する。

4．発育血管に乏しいので粘膜が脱落する。
〈組み合わせ〉 a：1, 2, 4　　b：1, 2　　c：2, 3　　d：4のみ　　e：1～4すべて
解答（　　　　　　　　　）

問355 分化型早期胃がんにおける陥凹内面の特徴について正しいものを選びなさい。
1．未分化型早期陥凹がんに比べ、浅く比較的緩慢に陥凹を形成する傾向にある。
2．残存粘膜などはなく、比較的均一である。
3．結節状に隆起した所見がみられることがある。
4．凹凸不整に乏しく、大小の胃小区模様や微細顆粒を呈する場合もある。
〈組み合わせ〉 a：1, 2, 4　　b：1, 2　　c：2, 3　　d：4のみ　　e：1～4すべて
解答（　　　　　　　　　）

問356 「胃癌取扱い規約」の胃生検組織診断分類（Group 分類）に関して正しいものを選びなさい。
1．Group 1 … 正常組織および非腫瘍性病変。
2．Group 2 … 異型を示すが良性（非腫瘍性）と判定されるもの。
3．Group 3 … 腺腫と判断されるもの。
4．Group 4 … 腫瘍性病変と判定される、すべての病変。
5．Group 5 … 癌と診断できるもの。
〈組み合わせ〉 a：1, 2, 3　　b：2, 3, 4　　c：3, 4, 5　　d：1, 3, 5　　e：1, 2, 4
解答（　　　　　　　　　）

問357 （　　）内に入る適切な語句を選びなさい。
　胃底腺は（　　）型がんの発生母地となる
a：一般　　b：特殊　　c：分化　　d：未分化　　e：非充実（por2）
解答（　　　　　　　　　）

問358 陥凹型分化型がんの特徴について正しいものを選びなさい。
1．陥凹面と正常粘膜との境界はなだらかに移行する。
2．陥凹内には正常上皮の再生による再生粘膜島がみられる。
3．陥凹境界は周囲粘膜に進展したがん上皮の進展による棘状の不整像を呈する。
4．粘膜ひだは陥凹の辺縁でなだらかに肥大し、なだらかなやせ像を呈する。
〈組み合わせ〉 a：すべて　　b：1, 2, 3　　c：1, 2, 4　　d：1, 3, 4　　e：2, 3, 4
解答（　　　　　　　　　）

問359 非上皮性腫瘍（粘膜下腫瘍）が示す特徴で適切なものを選びなさい。
1．病変の周囲境界は不明瞭である。

2．bridging fold を認める。
3．側面像で、病変の立ち上がりはなだらかである。
4．病変の表面は周囲粘膜と同じである。
〈組み合わせ〉a：すべて　　b：1, 2, 3　　c：1, 2, 4　　d：1, 3, 4　　e：2, 3, 4
解答（　　　　　　　　）

問 360　次の X 線画像所見用語の説明について正しいものを選びなさい。
1．Niche ……………………… 側面 Niche は辺縁からの突出像としてみられる。
2．bridging fold（架橋ひだ）… 粘膜下腫瘍の存在を示唆する。
3．彎入 ……………………… 切れ込みの先に病変が存在することを示唆する。
4．陥凹内顆粒像 …………… 未分化型の早期がんのみにみられる。
〈組み合わせ〉a：すべて　　b：1, 2, 3　　c：1, 2, 4　　d：1, 3, 4　　e：2, 3, 4
解答（　　　　　　　　）

問 361　次の X 線画像所見の説明について正しいものを選びなさい。
1．内面の性状…陥凹内面に立ち上がりのなだらかな隆起の存在は深部浸潤を示唆する。
2．辺縁の性状…良性潰瘍でも深い陥凹の周囲に浅い陥凹がみられるときがある。
3．周辺の性状…集中する粘膜ひだが、途中で急激に高さや幅に変化があれば悪性を疑う。
4．表面の性状…立ち上がりが山田Ⅱ型の隆起性病変において表面の顆粒像は、悪性であれば顆粒の大きさが不均一、深部浸潤をするほど顆粒は不明瞭になる。
〈組み合わせ〉a：すべて　　b：1, 2, 3　　c：1, 2, 4　　d：1, 3, 4　　e：2, 3, 4
解答（　　　　　　　　）

問 362　胃がんの肉眼分類について正しいものを選びなさい。
1．0 型（表在型）は、がんが粘膜下層までにとどまる場合に多くみられる肉眼形態である。
2．2 型（潰瘍浸潤型）は、潰瘍を形成し潰瘍を取り巻く胃壁が肥厚し周堤を形成するが、周堤と周囲粘膜との境界が不明瞭なものをいう。
3．4 型（びまん浸潤型）は、著明な潰瘍も周堤もなく胃壁の肥厚、硬化を特徴とする。
4．5 型は 0 〜 4 型のいずれにも分類し難い形態を呈する。
〈組み合わせ〉a：すべて　　b：1, 2, 3　　c：1, 2, 4　　d：1, 3, 4　　e：2, 3, 4
解答（　　　　　　　　）

問 363　未分化型がん、分化型がんについて誤っているものを選びなさい。
1．未分化型がんの発生母地は、胃の腸上皮化生粘膜である。
2．未分化型がん組織の基本型は、乳頭状腺がんや管状腺がんである。
3．未分化型早期がんの特徴は、陥凹辺縁が断崖状で陥凹面には大小の顆粒状陰影が散在する。
4．分化型がんの転移形式は、リンパ行性である。

〈組み合わせ〉a：すべて　　b：1, 2, 3　　c：1, 2, 4　　d：1, 3, 4　　e：2, 3, 4
解答（　　　　　　　　　）

問364　組織型についての記載で正しいものを選びなさい。
1．papは分化型の乳頭腺がんである。
2．sigは未分化型の印環細胞がんである。
3．por1は非充実型（non-solid type）でpor2は充実型（solid type）である。
4．分化度の高いものから並べるとpap＞por1＞sigである。

〈組み合わせ〉a：すべて　　b：1, 2, 3　　c：1, 2, 4　　d：1, 3, 4　　e：2, 3, 4
解答（　　　　　　　　　）

問365　胃がんの組織型について正しいものを選びなさい。
1．萎縮境界には分化型がんよりも未分化型がんが多く発生する傾向がある。
2．未分化型がんは進行すると3型・4型に移行、リンパ節・腹膜に転移しやすい。
3．分化型がんの陥凹境界は不明瞭となることがある。
4．未分化型早期がんの陥凹内面は、正常粘膜脱落により平坦平滑になる。

〈組み合わせ〉a：すべて　　b：1, 2, 3　　c：1, 2, 4　　d：1, 3, 4　　e：2, 3, 4
解答（　　　　　　　　　）

問366　未分化型がんの特徴を示した説明で正しい組み合わせを選びなさい。
1．腺管を形成する。
2．がんは粘膜固有層の間質を水平方向にびまん性に浸潤し、健常腺管の萎縮・脱落をもたらす。
3．がんの背景粘膜は腸上皮化生が著明であり、高胃酸の状態であり、びらん化しやすい傾向にある。
4．陥凹境界は急峻で断崖状の荒々しい明瞭な境界として観察される。
5．陥凹型では、周囲粘膜との高低差が軽度で、周囲粘膜を圧排しながら発育するので、辺縁に粘膜隆起を伴うことが多い。

〈組み合わせ〉a：1, 3　　b：1, 5　　c：2, 3　　d：2, 4　　e：4, 5
解答（　　　　　　　　　）

問367　隆起性病変に関する記述について誤っているものを選びなさい。
1．隆起性病変はNicheを形成する。
2．隆起性病変は正常粘膜層の3倍以上に高くなることはない。
3．隆起性病変の立ちあがりについて山田・福富らの分類を用いて表現する。
4．隆起表面が平滑で架橋ひだを認める場合、上皮性の腫瘍を疑う。

〈組み合わせ〉a：すべて　　b：1, 2, 3　　c：1, 2, 4　　d：1, 3, 4　　e：2, 3, 4

解答（　　　　　　　）

問368　胃の形態について正しいものを選びなさい。

1．胃の形態には個人差がある。
2．横胃と Leather bottle 状胃は同じ形態を指す。
3．体型が太い人の場合、長胃より牛角胃の割合が多い。
4．病的な変化によって胃の形態が変化することがある。

〈組み合わせ〉a：すべて　　b：1, 2, 3　　c：1, 2, 4　　d：1, 3, 4　　e：2, 3, 4

解答（　　　　　　　）

問369　左より撮影順に並んだ図1〜3から、胃角部大彎の陰影として最も考えられるものを選びなさい。

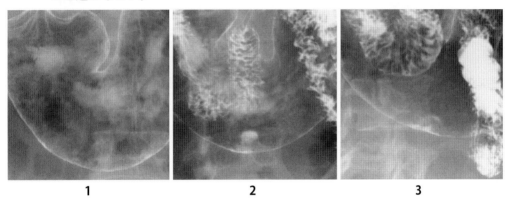

1　　　　　　　　　　2　　　　　　　　　　3

a：隆起性病変が疑われる。
b：陥凹性病変が疑われる。
c：陥凹を伴った隆起性病変が疑われる。
d：粘液に付着したバリウムと思われる。
e：3枚の画像だけでは判断不可能。

解答（　　　　　　　）

問370　図1〜3の画像を見て前庭部病変について正しいものを選びなさい。

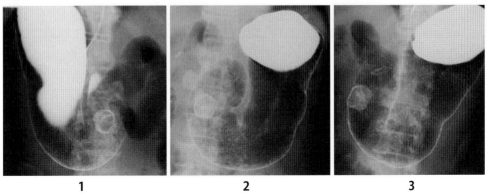

1　　　　　　　　　　2　　　　　　　　　　3

a：陥凹性病変が前壁側にある。
b：隆起性病変が後壁側にある。
c：この画像だけでは前壁側病変か後壁側病変か判断がつかない。
d：隆起性病変が前壁側にある。
e：陥凹性病変が後壁側にある。

解答（　　　　　　　　　　）

問371 図1〜3の画像から、胃角部後壁の陰影について最も考えられるもの選びなさい。

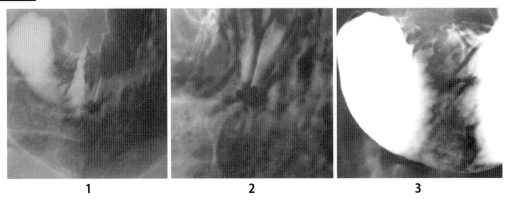

1　　　　　　　　　　2　　　　　　　　　　3

a：0-Ⅰ型早期がん　　　b：0-Ⅱa型早期がん　　　c：0-Ⅱc型早期がん
d：1型進行がん　　　　e：結節性瘢痕

解答（　　　　　　　　　　）

問372 撮影順に左より示した図1〜3を見て、前庭部の病変として最も考えられる疾患はどれか選びなさい。

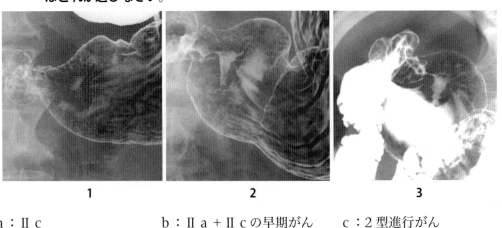

1　　　　　　　　　　2　　　　　　　　　　3

a：Ⅱc　　　　　　　　b：Ⅱa＋Ⅱcの早期がん　　c：2型進行がん
d：良性潰瘍　　　　　e：迷入膵

解答（　　　　　　　　　　）

10. 読影補助の基礎

問 373 胃がんの組織型と肉眼・X線所見に関する記述のうち間違っているものを選びなさい。
1．未分化型がんは隆起型が多い。
2．分化型がんには陥凹型の病変は存在しない。
3．一般的に未分化型がんは分化型がんよりも年齢層が高く、男性に多い傾向がある。
4．一般的に分化型がんは未分化型がんよりも年齢層が高く、女性に多い傾向がある。
〈組み合わせ〉a：すべて　b：1, 2, 3　c：1, 2, 4　d：1, 3, 4　e：2, 3, 4
解答（　　　　　　　　）

問 374 胃X線造影の写真を読影する際の所見で正しいものを選びなさい。
1．直線化とは胃辺縁のラインがなんらかの病変により硬化している場合に用いることが多いが、胃のねじれによってその部分が直線化としてみられることがある。
2．バリウム斑とは良性の胃潰瘍で用いられる言葉で悪性病変の場合は用いない。
3．彎入とは潰瘍や潰瘍瘢痕により胃壁が病変側に引っ張られることで起こる。
4．周堤とは一般的には進行がんに用いられる言葉で、早期がんでは用いない。
〈組み合わせ〉a：1, 2　b：1, 2, 4　c：1, 3, 4　d：3, 4　e：4 のみ
解答（　　　　　　　　）

問 375 胃がんの未分化型がん（低分化腺がん、印環細胞がん）と分化型（高分化腺がん、中分化型腺がん）の病理学的違いについて正しいものを選びなさい。
1．一般的に未分化型がんはびまん性に発育進展することが多く、分化型がんは膨張性に進展することが多い。
2．一般的に未分化型がんは腺頸部から発生し、分化型がんは腺底部から発生する。
3．未分化型がんは胃固有粘膜に発生することが多く、腸上皮化生粘膜に発生することは稀である。
4．未分化型がんは細胞間の結合因子を阻害されているため、細胞間の結合が弱く分化型がんより崩れやすい性質である。
〈組み合わせ〉a：すべて　b：1, 2, 3　c：1, 2, 4　d：1, 3, 4　e：2, 3, 4
解答（　　　　　　　　）

問 376 読影診断の4要素で間違っているものを選びなさい。
a：存在診断　　　　　b：形状診断　　　　　c：深達度診断
d：質的診断　　　　　e：量的診断
解答（　　　　　　　　）

問377 下の図2は図1白色枠部分を拡大した部分に当たる。病変部位について正しいものを選びなさい。

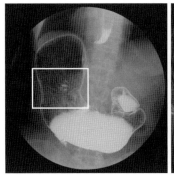
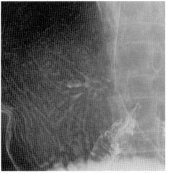

図1　　　　　　　　　　　図2

a：体中部後壁小彎側　　　b：穹窿部前壁大彎側　　　c：体上部後壁大彎側
d：体下部前壁小彎側　　　e：体中部前壁小彎側

解答（　　　　　　　　）

問378 正しいものを選びなさい。
1．食道胃粘膜接合部より食道側にも噴門腺が存在する。
2．食道胃粘膜接合部はX線検査では描出されることはない。
3．胃透視検査で発見される胃がんは、上皮性の悪性腫瘍が多い。
4．未分化型がんは、陥凹境界が遠浅で背景粘膜が腸上皮化生粘膜に発生することが多い。
〈組み合わせ〉a：1, 2　　b：1, 3　　c：2, 3　　d：2, 4　　e：すべて

解答（　　　　　　　　）

問379 分化型がんについて空欄に入るものを選びなさい。
　分化型がんは腸上皮化生粘膜の（　1　）に発生し、腺管を形成しながら上皮を置換するように、ゆっくりと（　2　）発育する。そのため陥凹辺縁ではがんの圧排による小規模な非がん隆起（顆粒）を形成しやすく、ギザギザした鋸歯状、棘状といった陥凹境界を呈する。また、未分化がんに比べてなだらかで遠浅な陥凹を呈し境界（　3　）であることが多い。（　4　）はびらん再生変化に乏しく大小の顆粒が目立たず、むしろ微細で平滑である。粘膜ひだ先端は（　5　）が認められる。

a：1. 腺頸部　　2. 浸潤性　　3. 明瞭　　4. 陥凹境界　　5. 中断や急なやせ
b：1. 腺底部　　2. 膨張性　　3. 不明瞭　　4. 陥凹面　　5. なだらかな太まりとやせ
c：1. 腺頸部　　2. 膨張性　　3. 不明瞭　　4. 陥凹境界　　5. 中断や急なやせ
d：1. 腺底部　　2. 膨張性　　3. 明瞭　　4. 陥凹面　　5. なだらかな太まりとやせ
e：1. 腺底部　　2. 浸潤性　　3. 不明瞭　　4. 陥凹面　　5. 中断や急なやせ

解答（　　　　　　　　）

10. 読影補助の基礎

問 380 図表は、良性潰瘍と 0-Ⅲ 型の内視鏡観察による形態的特徴について述べられたものである。A～D の欄へ順に言葉を入れる場合の最適な組み合わせを選びなさい。

〈良性潰瘍〉　〈早期癌（潰瘍型）〉

	良性潰瘍	早期癌（潰瘍型）
皺襞	全周にわたってほぼ均一 中心が1点に集合 辺縁が円滑	全周に均一でないことが多い 中心が1点でないことが多い 辺縁は途切れ ① 　　癒　合 ② などを示す 　　こん棒状太まり ③
辺縁	ほとんど平滑 A ，一様で きれいな棚状	不整や虫喰い像 ④ 不規則な凹凸や小結節 ⑤ 不規則な発赤や退色 ⑥ B ⑦ 白苔の伸び出し ⑧
潰瘍底	C	D 島状の再生上皮島（聖域）⑨

1．再生上皮は均一
2．部分的な再生上皮の増生
3．一様な白苔
4．白苔がやや不均一

〈組み合わせ〉（A, B, C, D の順）
a：1-2-4-3
b：1-2-3-4
c：2-1-3-4
d：2-1-4-3
e：1-3-2-4

解答（　　　　　　　　　　）

（竹本忠良, 長廻絋二（編）：消化管内視鏡診断テキストⅠ．p146, 文光堂, 東京, 1983 による）

問 381 次の画像を見て、正しい組み合わせはどれか。

1．二重造影第Ⅱ法で撮影されている。
2．ひだ集中がある。
3．中心陥凹がある。
4．周堤がある。
5．表面陥凹型である。

〈組み合わせ〉　a：1, 2, 3　　b：2, 3, 4
　　　　　　　c：3, 4, 5　　d：1, 2, 5
　　　　　　　e：1, 3, 5

解答（　　　　　　　　　　）

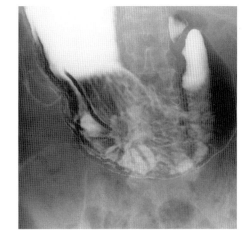

問 382 次の画像について正しいものはどれか。

a：穹窿部の病変である。
b：ひだが集中している。
c：隆起性病変である。
d：上皮性の腫瘍である。
e：表面隆起型である。

解答（　　　　　　　　）

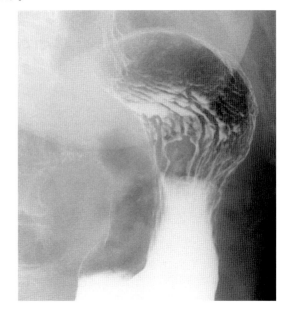

問 383 次の画像について正しい組み合わせはどれか。

1．前庭部後壁の病変である。
2．隆起＋陥凹性の病変である。
3．陥凹の辺縁は棘状である。
4．ひだ集中がある。
5．3型の進行がんである。

〈組み合わせ〉　a：1, 2, 3　　b：2, 3, 4
　　　　　　　c：3, 4, 5　　d：1, 2, 5
　　　　　　　e：1, 3, 5

解答（　　　　　　　　）

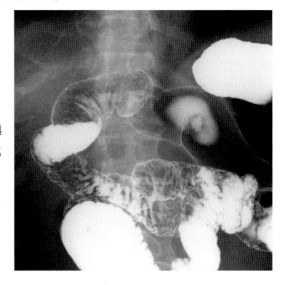

問 384 次の画像について誤っているものはどれか。

a：胃角部大彎側に陰影欠損がある。
b：ひだ集中があるので陥凹性病変がある。
c：ひだ集中は、多焦点型である。
d：大きく高く表面の滑らかな隆起がある。
e：深い陥凹がある。

解答（　　　　　　　　）

10. 読影補助の基礎

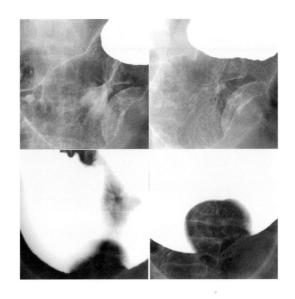

問 385 次の画像について正しいものはどれか。

a：噴門部大彎の病変である。
b：ひだ集中が淡く弱いので良性病変である。
c：陥凹の内面は平坦である。
d：棘状の辺縁の陥凹である。
e：半立位第 1 斜位像である。

解答（　　　　　　　　）

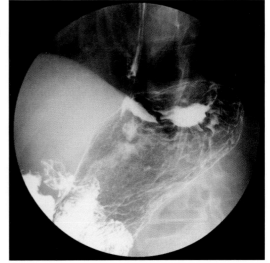

11 付加知識

問386 画像は、病変(矢印)を捉えた内視鏡像である。病変の場所を選びなさい。

a：前庭部小彎後壁側
b：前庭部前壁大彎側
c：胃角小彎前壁側
d：胃体上部後壁小彎側
e：胃体上部前壁小彎側
解答（　　　　　　）

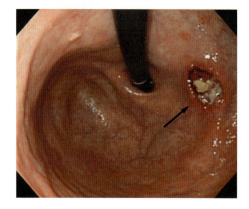

問387 経鼻内視鏡検査について正しいものを選びなさい。
1．受診者の苦痛が少ない。
2．鎮静剤の必要がない。
3．医師と検査中に会話ができる。
4．スコープの圧迫による反射が少ない。
〈組み合わせ〉a：すべて　　b：1, 2　　c：1, 2, 3　　d：1, 3, 4　　e：2, 3, 4
解答（　　　　　　）

問388 経鼻内視鏡検査について正しいものを選びなさい。
1．スコープによる刺激で鼻出血を伴うことがある。
2．スコープ径が細いことから操作性がよく画質が経口内視鏡に勝る。
3．送気、送水が弱い。
4．鉗子チャンネルが小さいため生検採取時には熟練を要する。
〈組み合わせ〉a：すべて　　b：1, 2　　c：1, 2, 3　　d：1, 3, 4　　e：2, 3, 4
解答（　　　　　　）

問389 次の問いで正しいものを選びなさい。
1．ペプシノゲン(pepsinogen、以下PGと略す)は胃液中に分泌される蛋白分解酵素ペプシンの前駆体である。
2．ペプシノゲンは免疫学的にペプシノゲンⅠ(PGⅠ)とペプシノゲンⅡ(PGⅡ)に大別される。
3．PGⅠは主として胃底腺の主細胞より分泌され、PGⅡは胃底腺のほかに噴門腺、幽門腺、十二指腸腺にも存在する。
4．ペプシノゲンの約1％の量が血中に存在し、測定できる。

〈組み合わせ〉a：すべて　　b：1, 2, 3　　c：1, 2, 4　　d：1, 3, 4　　e：2, 3, 4
解答（　　　　　　　　　）

問 390　次の問いで正しいものを選びなさい。
1. 健常な胃に *H. pylori* が感染すると胃粘膜の炎症を起こし、さらに慢性に経過すると、胃粘膜の萎縮をきたす。
2. 胃の粘膜に *H. pylori* の感染・炎症が生じると、血中ペプシノゲン（以下 PG と称す）Ⅰは増加、PGⅡは低下し、PGⅠ/Ⅱ比（PGⅠ÷PGⅡの値、PGⅠ/Ⅱ比）は増加する。
3. 胃粘膜が萎縮すると、血中 PGⅠが低下し、PGⅠ/Ⅱ比（PGⅠ÷PGⅡの値、PGⅠ/Ⅱ比）も低下する。
4. 血清 PG 値は胃粘膜の炎症と萎縮を反映し、胃粘膜の状態が推定でき、胃粘膜の健康度を示す指標と考えられる。

〈組み合わせ〉a：すべて　　b：1, 2, 3　　c：1, 2, 4　　d：1, 3, 4　　e：2, 3, 4
解答（　　　　　　　　　）

問 391　次の問いで正しいものを選びなさい。
1. ペプシノゲン（以下 PG と称す）Ⅰ値および PGⅠ/Ⅱ比が増加したものを健常胃、すなわち胃がんのリスクの低い群と診断できる。
2. 年代別の推移では、PGⅠは年代による変化はほとんどないが、PGⅡは加齢とともに低下し、50～60歳代でほぼ一定となる。PGⅠ/Ⅱ比は加齢とともに減少し、60歳代を超えるとほぼ一定となる。
3. ペプシノゲン検査法は切除胃患者には適さない検査法である。
4. ペプシノゲン検査法は腎不全患者には適さない検査法である。

〈組み合わせ〉a：すべて　　b：1, 2　　c：1, 2, 4　　d：3, 4　　e：2, 3, 4
解答（　　　　　　　　　）

問 392　次の問いで正しいものを選びなさい。
1. ペプシノゲン法では、ペプシノゲン（以下 PG と称す）PGⅠの値と PGⅠ/PGⅡ比で判定する。
2. PGⅠ値が 70 以下で、かつ、PGⅠ値/PGⅡ値比が 3 以下（これを基準値と呼ぶ）を陰性とする。
3. 血清 PG 値の低下が進むに従い、陽性度、胃粘膜萎縮の程度も強くなる。
4. 胃がん検診精度および早期胃がん発見率の向上のためには、PG 法とX線検査との併用法とするのが望ましい。

〈組み合わせ〉a：すべて　　b：1, 2　　c：1, 2, 4　　d：1, 3, 4　　e：2, 3, 4
解答（　　　　　　　　　）

問393　ペプシノゲン（以下 PG と称す）検査法には PG 検査単独で行う方法より他の検査法と併用することが望まれているが、次のうちで正しいものを選びなさい。

1．併用の仕方により、同時併用法、二段階法、異時併用法がある。
2．同時併用法…PG 法と X 線検査とを両方全員に行い、どちらか一方でも陽性なら精密検査を行う。
3．二段階法…まず PG 法を一次スクリーニングとし、陽性者には内視鏡検査、陰性者には X 線検査を行う。
4．異時併用法…年度をまたがって PG 法と X 線検査を組み合わせる。交互に行う場合も、3～5 年に 1 回 PG 法を行う方法もできる。初年度は、PG 法陰性がんをまず拾いあげるために X 線検査から始めるのがよい。

〈組み合わせ〉a：すべて　　b：1, 2　　c：1, 2, 4　　d：1, 3, 4　　e：2, 3, 4
解答（　　　　　　　）

問394　次の文章で正しいものを選びなさい。

1．ペプシノゲン（以下 PG と称す）法は欠点もあることから、その原理を施行者も、受診者も十分に理解すること。
2．常に PG 法陰性胃がんの存在を念頭におき、受診者への説明、問診を十分に行い、その対策に配慮する。
3．精検受診率を向上することが、精度管理上重要である。
4．採血は絶食が必要である。

〈組み合わせ〉a：すべて　　b：1, 2　　c：1, 2, 3　　d：1, 3, 4　　e：2, 3, 4
解答（　　　　　　　）

問395　次の文章で正しいものを選びなさい。

1．血清ペプシノゲン（以下 PG と称す）値は、胃底腺領域の機能と形態を鋭敏に反映する有用なマーカーである。
2．PG は蛋白分解酵素であるペプシンの不活性型前駆体であり、血清 PG 値は胃粘膜の形態と外分泌機能を反映する。
3．慢性萎縮性胃炎は、胃がん発生と密接な関係をもっており、慢性萎縮性胃炎は胃がんの高危険群である。
4．PG I は胃酸の分泌する胃底腺領域に限局しており、PG II は、胃酸分泌領域およびガストリン分泌領域にまたがって広くみられる。

〈組み合わせ〉a：すべて　　b：1, 2　　c：1, 2, 3　　d：1, 3, 4　　e：2, 3, 4
解答（　　　　　　　）

問 396 次の文章で正しいものを選びなさい。
1．慢性萎縮性胃炎と血清ペプシノゲン（以下 PG と称す）Ⅰ／Ⅱ比は高い相関を示す。
2．慢性萎縮性胃炎はⅠ／Ⅱ比の低下を生じる。
3．カットオフ値は血清 PG Ⅰ値 70 μg/L 以下である。
4．血清 PG Ⅰ／Ⅱ比が 3 以下である。
〈組み合わせ〉a：すべて　b：1, 2　c：1, 2, 3　d：1, 3, 4　e：2, 3, 4
解答（　　　　　　　　　　）

問 397 ペプシノゲン検査の判定で正しいものを選びなさい。
1．陰性…………Ⅰ値 70 以上かつⅠ／Ⅱ比が 3 以上
2．陽性…………Ⅰ値 70 未満かつⅠ／Ⅱ比が 3 未満
3．中等度陽性……Ⅰ値 50 未満かつⅠ／Ⅱ比が 3 未満
4．強陽性…………Ⅰ値 10 未満かつⅠ／Ⅱ比が 1 未満
〈組み合わせ〉a：すべて　b：1, 2　c：1, 2, 3　d：1, 3, 4　e：2, 3, 4
解答（　　　　　　　　　　）

問 398 ABC 胃がんリスク検診の判定で正しいものを選びなさい。
1．A 群は PG 陰性、*H. pylori* 抗体陰性である。
2．B 群は PG 陰性、*H. pylori* 抗体陽性である。
3．C 群は PG 陽性、*H. pylori* 抗体陽性である。
4．D 群は PG 陽性、*H. pylori* 抗体陰性である。
〈組み合わせ〉a：すべて　b：1, 2　c：1, 2, 3　d：1, 3, 4　e：2, 3, 4
解答（　　　　　　　　　　）

問 399 ABC 胃がんリスク検診の判定で、関係性が正しいと思われるものを選びなさい。
1．A 群には偽陰性が含まれるので、がん検診の対象として注意を要す。
2．B 群の中には悪性度の高い未分化がんが多く含まれるので、がん検診の対象として注意が必要である。
3．C 群は慢性萎縮性胃炎を伴うため分化型胃がんの発生リスクが高いので、逐年検診を推奨すべきである（内視鏡管理も含む）。
4．D 群は *H. pylori* 抗体が陰性であることから胃がんのリスクは少なく、検診の対象外としてよい。
〈組み合わせ〉a：すべて　b：1, 2　c：1, 2, 3　d：1, 3, 4　e：2, 3, 4
解答（　　　　　　　　　　）

問400　*H. pylori* 感染による胃粘膜の変化の過程で正しいものを選びなさい。

a：慢性胃炎―萎縮性胃炎―腸上皮化生―胃がん

b：萎縮性胃炎―慢性胃炎―腸上皮化生―胃がん

c：腸上皮化生―萎縮性胃炎―胃がん

d：慢性胃炎―腸上皮化生―萎縮性胃炎―胃がん

解答（　　　　　　　　）

胃X線検診 撮影技術・読影補助 超練習問題400選 解答

1　腹部臓器の解剖生理

問1：(a)
問2：(粘膜下層または粘膜下組織)
問3：(e)
問4：(c)
問5：(e)
問6：
(幽門腺粘膜)(胃底腺粘膜)(噴門腺粘膜)
(胃底腺粘膜)
問7：(図内に矢印を記す)

問8：(e)
問9：
(胃底腺粘膜、幽門腺粘膜、噴門腺粘膜)
問10：(b)
問11：(d)
問12：(e)
問13：(a)
問14：(e)
問15：(a)
問16：(b)
問17：(c)
問18：(e)
問19：(e)
問20：(d)
問21：(b)
問22：(d)
問23：(d)
問24：(c)
問25：(b)
問26：(a)
問27：(a)
問28：(e)
問29：(e)
問30：(d)
問31：(c)
問32：(b)
問33：(c)
問34：(e)
問35：(d)
問36：(c)
問37：(e)
問38：(c)
問39：(b)
問40：(b)
問41：(e)
問42：(b)
問43：(c)
問44：(a)
問45：(A：11)(B：1)(C：15)(D：45)
　　　(E：500)

2　基礎病理と生理解剖

問46：(a)
問47：(c)
問48：(b)
問49：(c)
問50：(a)
問51：(b)
問52：(d)
問53：(a)
問54：(d)
問55：(d)

問 56：(e)
問 57：(d)
問 58：(e)
問 59：(d)
問 60：(e)
問 61：
Billroth（ビルロート）Ⅰ法：(a)
Billroth（ビルロート）Ⅱ法：(b)
幽門側切除術の Roux-en-Y（ルー・ワイ）法：
　　　　　　　　　　　　　　　(c)
胃全摘出術の Roux-en-Y（ルー・ワイ）法：
　　　　　　　　　　　　　　　(d)
問 62：(c)
問 63：(e)
問 64：(e)
問 65：(c)
問 66：(a)
問 67：(b)
問 68：(d)
問 69：(a)
問 70：(d)

3　胃のX線解剖とすとまっぷ

問 71：
0．（大彎）
1．（前壁大彎より）
2．（前壁中央）
3．（前壁小彎より）
4．（小彎前壁より）
5．（小彎中央）
6．（小彎後壁より）
7．（後壁小彎より）
8．（後壁中央）
9．（後壁大彎より）
10．（前壁）
11．（小彎）
12．（後壁）

問 72：(7 ／ 7)
問 73：(噴門下部後壁小彎より)
問 74：

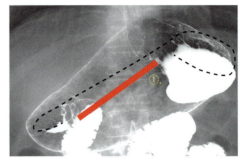

問 75：（図内に書き込み）
小彎線＝（二重線）　　　大彎線＝（実線）

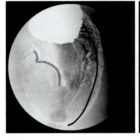 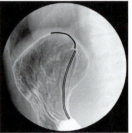

問 76：（右図を塗りつぶし）

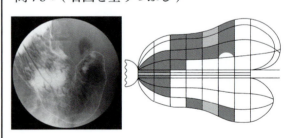

問 77：(a)
問 78：(c)
問 79：(a)
問 80：(d)
問 81：(c)
問 82：(b)
問 83：(c)
問 84：(e)
問 85：(b)

4　撮影法の基本

問 86：(c)

► 解答

問87：(a)
問88：(d)
問89：(d)
問90：(e)
問91：(a)
問92：(a)
問93：(e)
問94：(e)
問95：(e)
問96：(e)
問97：
◇「できるだけおなかの力を抜くよう」に声かけをする。
◇90°立位から45°まで少しずつ寝台を倒しながら遠隔で押さえてみる。
◇寝台を水平にし、腹臥位で小さな固い枕を使用し、近接で枕の移動を加えてみる。
問98：(e)
問99：(a)
問100：(b)
問101：(c)
問102：(a)
問103：(e)
問104：(e)
問105：(c)
問106：(e)
問107：(e)
問108：(e)
問109：(e)
問110：(e)
問111：(d)
問112：(b)
問113：(d)
問114：(d)
問115：(d)
問116：(d)
問117：(e)
問118：(e)
問119：(d)
問120：(a)
問121：(d)
問122：(a)
問123：(a)
問124：(a)
問125：(a)
問126：(a)
問127：(a)
問128：(a)
問129：(a)
問130：(a)
問131：(a)
問132：(a)
問133：(a)
問134：(a)
問135：(a)
問136：(a)
問137：(a)
問138：(a)
問139：(a)
問140：(a)
問141：(a)
問142：(a)
問143：
　腹臥位第1斜位：図a
　　右　側　臥　位：図b
　半臥位第2斜位：図c
問144：(a)
問145：(a)
問146：(a)
問147：(a)
問148：(a)
問149：(a)
問150：(a)
問151：(a)

問 152：(a)
問 153：(b)
問 154：(a)
問 155：(a)
問 156：(e)
問 157：(c)
問 158：(b)
問 159：(d)
問 160：(d)
問 161：(e)
問 162：(a)
問 163：(c)
問 164：(c)
問 165：(e)
問 166：(e)
問 167：(b)
問 168：(b)
問 169：(b)
問 170：(c)
問 171：(c)
問 172：(c)
問 173：(a)
問 174：(a)
問 175：(d)
問 176：(e)
問 177：(b)
問 178：(a)
問 179：(d)
問 180：(a)
問 181：(e)
問 182：(d)
問 183：(a)
問 184：(b)
問 185：(e)

5 装置管理・画像管理ほか

問 186：(a)
問 187：(e)
問 188：(a)
問 189：(b)
問 190：(b)
問 191：(a)
問 192：(e)
問 193：(b)
問 194：(d)
問 195：(b)
問 196：(b)
問 197：(d)
問 198：(d)
問 199：(e)
問 200：(b)
問 201：(b)
問 202：(d)
問 203：(c)
問 204：(b)
問 205：(c)
問 206：(e)
問 207：(d)
問 208：(d)
問 209：(c)
問 210：(a)
問 211：(a)
問 212：(b)
問 213：(c)
問 214：(b)
問 215：(b)
問 216：(c)
問 217：(d)
問 218：(e)
問 219：(e)
問 220：(b)
問 221：(c)
問 222：(b)
問 223：(a)

■ 解答

問 224：(c)
問 225：(a)
問 226：(e)
問 227：(e)
問 228：(c)
問 229：(e)
問 230：(e)
問 231：(d)
問 232：(c)
問 233：(d)
問 234：(b)
問 235：(d)
問 236：(e)
問 237：(d)
問 238：(c)
問 239：(c)
問 240：(a)

6　造影剤・発泡剤ほか

問 241：(b)
問 242：(c)
問 243：(a)
問 244：(a)
問 245：(c)
問 246：(e)
問 247：(c)
問 248：(c)
問 249：(b)
問 250：(e)
問 251：(c)
問 252：(b)
問 253：(c)
問 254：(c)
問 255：(e)
問 256：(b)
問 257：(e)
問 258：(d)

問 259：(a)
問 260：(c)
問 261：(a)
問 262：(c)
問 263：(a)
問 264：(d)
問 265：(d)
問 266：(d)
問 267：(d)
問 268：(e)
問 269：(e)
問 270：(b)

7　被ばく管理

問 271：(d)
問 272：(a)
問 273：(a)
問 274：(a)
問 275：(a)
問 276：(c)
問 277：(e)
問 278：(e)
問 279：(d)
問 280：(c)

8　接遇・受診者管理

問 281：(a)
問 282：(b)
問 283：(a)
問 284：(a)
問 285：(a)
問 286：(a)
問 287：(a)
問 288：(a)
職業については概ねの生活パターンが把握でき、また受診者とのコミュニケーション上の情報としても利用できるため。

問289：(a)
問290：(c)

9　統計・用語

問291：(b)
問292：(c)
問293：(d)
問294：(a)
問295：(e)
問296：(c)
問297：(d)
問298：(d)
問299：(c)
問300：(a)
問301：(c)
問302：(b)
問303：(e)
問304：(e)
問305：(d)
問306：(b)
問307：(e)
問308：(e)
問309：(b)
問310：
　1：検査による偶発症や被ばくによる不利益を最低限度に抑え、安全性の配慮がなされていること。
　2：安定した検査精度が期待できること。
　3：安価で多くの人数が受診できる検診効率が保障されていること。

10　読影補助の基礎

問311：(b, e)
問312：(e)
問313：(c)
問314：(e)
問315：(a)
問316：(b)
問317：(a)
問318：(e)
問319：(e)
問320：(c)
問321：(b)
問322：(c)
問323：(e)
　0型は早期がんが多いだけで、肉眼分類は深達度分類ではない。
問324：(c)
問325：(a)
問326：(e)
問327：(2型)
問328：(a)
問329：(c)
問330：(d)
問331：(a)
問332：(a)
問333：(b)
問334：(a)
問335：(e)
問336：(a)
問337：(a)
問338：(c)
問339：(a)
問340：(a)
問341：(b)
問342：(a)
問343：(a)
問344：(d)
問345：(c)
問346：(b)
問347：(e)
問348：(b)
問349：(b)
問350：(a)

問 351：(a)
問 352：(e)
問 353：(a)
問 354：(e)
問 355：(e)
問 356：(d)
問 357：(d)
　　e の por2 のみは不適切。
問 358：(a)
問 359：(a)
問 360：(b)
問 361：(a)
問 362：(d)
問 363：(c)
問 364：(c)
問 365：(b)
問 366：(d)
問 367：(c)
問 368：(d)
問 369：(d)
問 370：(d)
問 371：(e)
問 372：(c)
問 373：(a)
問 374：(c)
問 375：(a)
問 376：(c)
問 377：(e)
問 378：(b)
問 379：(b)
問 380：(b)
問 381：(d)
問 382：(c)
問 383：(a)
問 384：(e)
問 385：(d)

11　付加知識

問 386：(e)
問 387：(a)
問 388：(d)
問 389：(a)
問 390：(a)
問 391：(d)
問 392：(d)
問 393：(a)
問 394：(c)
問 395：(a)
問 396：(a)
問 397：(a)
問 398：(a)
問 399：(a)
問 400：(a)

胃 X 線検診撮影技術・読影補助 超練習問題400選

ISBN978-4-907095-46-8 C3047

平成30年 8月 5日　第1版発　行
令和 2年10月 5日　第1版第2刷

編　　集────西　川　　　孝
発 行 者────山　本　美　惠　子
印 刷 所────三　報　社　印　刷　株式会社
発 行 所────株式会社　ぱーそん書房
　　　　　　　〒101-0062 東京都千代田区神田駿河台2-4-4(5F)
　　　　　　　電話(03) 5283-7009 (代表)/Fax (03) 5283-7010

Printed in Japan　　　　　　　　　　　Ⓒ NISHIKAWA Takashi, 2018

・本書の複製権・翻訳権・上映権・譲渡権・公衆送信権（送信可能化権を含む）は株式会社ぱーそん書房が保有します.
・[JCOPY]＜出版者著作権管理機構　委託出版物＞
本書の無断複製は著作権法上での例外を除き禁じられています. 複製される場合には, その都度事前に出版者著作権管理機構(電話 03-5244-5088, FAX 03-5244-5089, e-mail：info@jcopy.or.jp)の許諾を得て下さい.